让我们生命丰盈，春天持久！

U0247583

# 春天来了,
# 万物复苏

## 男科医生的 14 堂身体课

任黎明 著

天津出版传媒集团

天津科学技术出版社

**图书在版编目（CIP）数据**

春天来了，万物复苏：男科医生的14堂身体课 / 任
黎明著. —— 天津：天津科学技术出版社，2022.10
ISBN 978-7-5576-9998-7

Ⅰ.①春… Ⅱ.①任… Ⅲ.①男科学—普及读物
Ⅳ.①R697-49

中国版本图书馆CIP数据核字(2022)第068796号

春天来了，万物复苏：男科医生的14堂身体课
CHUNTIAN LAILE，WANWU FUSU: NANKE YISHENG DE 14 TANG SHENTIKE
责任编辑：孟祥刚
责任印制：兰　毅

出　　版：天津出版传媒集团
　　　　　天津科学技术出版社
地　　址：天津市西康路35号
邮　　编：300051
电　　话：（022）23332490
网　　址：www.tjkjcbs.com.cn
发　　行：新华书店经销
印　　刷：河北鹏润印刷有限公司

开本 700×1000　1/16　印张 18.5　字数 220 000
2022年10月第1版第1次印刷

定价：58.00元

**第十三章**

**尿：身体健康的晴雨表**

**第十四章**

**成长：一件不必大惊小怪的事**

# 第一章

# 型男诱惑：
# 直男都是有耐心的羊

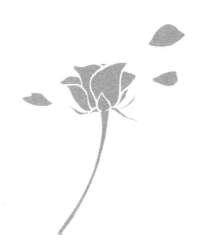

## 在欲望沉浮中遇见爱情

有人曾问我："卞老师，您对爱情的看法是什么？欲望和爱情总是如影随形，您是如何判断自己是不是真心的呢？如果发现自己并不爱对方，您又会如何选择呢？"

我的情感之路并不顺利，离过一次婚，之后又经历了几段感情，但都以失败告终。不过，值得庆幸的是，所有的前任与我分手之后，都不会和我陷入情感纠纷，我们可能会断联一段时间，但是最后仍会重新成为朋友。遇到困难时，我们也会义不容辞地给予帮助。

我这个人有点浪漫主义，我最看重女性的三个方面：1. 颜值；2. 才情；3. 情商。

说到这里，我想起了曾经喜欢的一个女子。

2008 年还没有微博，大家都玩论坛。我因为有些文采，拥有了不少粉丝，其中一个是在深圳工作的女子，当时我们几乎每天都用 QQ 聊天。3 个月之后，我们约在线下见面了。

她是南京人，颜值很高，当初义无反顾地到深圳打拼。她的思想和文采绝佳，曾给我写过一封情书，字里行间流露出的纯粹与优雅，深深地吸引了我。

然而，我们俩的这段恋情很短命，只维持了 8 个月。因为我在她面前是有些自卑的。而自卑是爱情的大敌。

2015 年，我尝试再次与她联系，她答应与我见面。我们约在一个咖啡馆，她选了一个特别阴暗的角落，说不想让我看见她老了的样子。目光对视，我的心隐隐作痛……

再来说说我的另一位前任，她长得同样很好看。

我们相恋 5 年，后来闹了矛盾，她提出了分手，原因很简单：我没有给她婚姻的保证。自从我走出围城，就恐惧再走进去。

分手后，我难过了好久，又开始不断地相亲，可每一次相亲，换来的是更多的寂寞空虚冷。此时此刻，似乎连阳光都是凉的。

其实，解决失恋的方法还是独处靠谱，倚窗听雨、闻风咏诗，往往比企图用一段新恋情掩盖旧恋情来得踏实。

在相当长的一段时间里，我曾固执地以为：检验男性是否爱女性，只有一条"金标准"——大方程度。但我忽略了同样重要的一点——沟通。因为我俩平时都忙，缺乏必要的交流。而且"微博大 V"的身份也让我有些迷失，忽视了她的感受。我痛苦了很长一段时间。

庄子曰："泉涸，鱼相与处于陆，相呴以湿，相濡以沫，不如相忘于江湖。"

我对缘分有了新的理解，对生命有了新的感悟。我爱过、痛过、哭过、笑过，而这一切，终是落英缤纷。也许，是我远离尘嚣的时候了。

在我看来，有责任心、专一、善于发现并欣赏对方的优点，大约就是最好的爱人了。而我现在唯一可以预测的，就是未来总会有一人与我牵手迟暮夕阳，任漫漫时光淌过。

那么，究竟如何判断自己对对方是不是真心呢？那就看自己是否用心去感受对方、欣赏对方、关心对方、照顾对方，无论是在物质方面，还是在心理方面，都一样。

如果后来发现自己并不爱对方，又如何解决呢？那就要双方好好谈一谈，然后分道扬镳。

## 绿叶比红杏更爱出墙

有句歌词："十个男人七个傻、八个呆、九个坏，还有一个人人爱。"难道，男人爱寻找刺激的比例真的这么高吗？

我曾读过国内很多大样本的调查报告，其中一份报告让我瞠目：某地男性出轨率接近 90%；女性呢，比例也不低，接近 70%。

无论男女，出轨后的本能反应，都是想方设法隐瞒情侣或者爱人。他们并不介意自己的哥们儿或者闺密知道，往往这些人才是帮助保密的最佳人选。

出轨大约可以分为身体出轨、心灵出轨、身体与心灵双重出轨。最后一种最危险。如果是情侣，将面临分手；如果是夫妻，就要面临离婚。

英国曾进行过一项权威的研究，试图弄清楚女性出轨的原因。2013 年，在美国社会学协会（American Sociological Association）第 109 届年会上，英国温切斯特大学的性学和运动学教授艾里克·安德森（Eric Anderson）教授公布了一项调查。调查选取了100名年龄在35～45岁的已婚异性恋女性，了解她们在英国著名的婚外情服务网站上与可能的约会对象的对话。

调查结果显示：

67%的人是因为想要寻求更多的浪漫激情才出轨的。所谓的浪漫激情，包括精神愉悦和肉体愉悦，肉体愉悦的因素高于精神愉悦。

100名女性中没有一个打算离开自己的丈夫。也就是说，出轨反而让她们（不能代表所有的女性）坚定了与丈夫白头偕老的愿望。

艾里克·安德森教授总结说，中年女性发生婚外情，更多的是为了追求浪漫激情和性满足，她们并不想与自己的丈夫离婚。

这项研究在一定程度上纠正了大多数人心目中的误区：女性出轨是因为情感上出现了问题。另一个有趣的发现是，相对于男性，女性更加专一，通常只对某个人敞露胸怀。

有一个著名的柯立芝效应，即一个雄性动物在与一个雌性动物配种之后，会有一段时间的不应期，但如果再给它提供另一个发情对象，那么它的不应期就会大大缩短。这个效应源于这么一个故事：美国总统柯立芝和夫人参观养鸡场，夫人问饲养员："公鸡向母鸡履行性义务的频率是多少？"饲养员回答："每星期10次以上。"夫人深有感触地说道："请告诉柯立芝先生。"总统知道后问："公鸡是否每次都对同一只母鸡履行性义务？"饲养员摇头回答道："每次都与不同的母鸡。"总统欣慰地嘱咐："请告诉柯立芝夫人。"

对此最合理的解释是，新鲜感可以触发动物本能的冲动，作为高级动物的人类也不能免俗。

对有的男性而言，即使自己的女性伴侣貌若天仙，但当对床第之欢都腻了，他们会追求更新鲜的刺激。而女性在追求新鲜感的过程中要含蓄和内敛一些，比例也比男性小。

女性和男性出轨的比例为什么如此悬殊？

因为与女性相比，男性的性欲更容易被诱发和勾起。而女性审视男性，往往会全方位地考虑人品、相貌、知识面、所属阶层等；另外，沿袭几千年的重男轻女思想使女性受到了更多的禁锢。即使到了现代社会，男女之间也存在很多不平等。因此，女性在寻觅新欢的道路上往往非常踌躇。

那么，导致出轨最大的原因是什么呢？

首先，性生活单调乏味。性爱的最高境界是投入，可惜大多数情侣和夫妻，将性爱变成了例行公事。法国的一项研究显示，不管是情侣还是夫妻，性新鲜期平均只有 8 个月。

其次，无性婚姻。比性生活单调更让人绝望。

最后，情侣或夫妻的感情出现了问题。性生活的和谐，并不能掩盖夫妻间的其他问题，例如沟通问题、经济问题等，生活中的鸡毛蒜皮可能会将夫妻生活推向深渊。

那么，情侣或夫妻该如何防止对方出轨呢？在此我有一些小建议：

第一，如果你的直觉很准，可以把对方看紧点，但要讲究技巧并张弛有度，得给对方一定的私密空间，如绝对不要天天检查对方的手机，以免破坏信任感。

第二，尽可能把同居生活安排得井井有条，多抽出一些时间与对方耳鬓厮磨，譬如一起逛街，一起看电影。

第三，有时可人为制造一些小矛盾，偶尔小争吵可以让恋爱充满活力，如谎称不要他（她）了，男人会有扯心扯肝的痛，害怕失去才会珍惜。不过这种"游戏"顶多玩一两次，多了会弄假成真。

第四，注意自己的形象，不要变得像猥琐男和黄脸婆一样。

第五，每年至少策划两次二人世界的旅行。自驾游或者去一个风景绮丽的小岛，对维系情侣之间的感情特别管用。

一般来说，18 ~ 30岁这个年龄段的女性更注重浪漫情怀；30 ~ 40岁这个年龄段的女性更加务实，并希望丈夫参与更多的家务；40 ~ 50岁这个年龄段的女性基本上生活稳定，更讲究相互之间的感情沟通；50岁以上的女性大都追求相濡以沫。

女性最容易出轨的年龄是25 ~ 40岁，可以通过以下行为或表现判断：

一、曾经规律的生活变得混乱起来。

二、在床上投入程度不够、敷衍了事，或者干脆拒绝性爱。

三、当面接电话、发微信时的神情很紧张，或者有意回避。

四、比平时更注意打扮。

五、身边多出不少礼物，譬如别人送的化妆品、首饰、衣服、包等。

六、对自己男人的工作变得漠不关心。

七、对是否有其他女人喜欢自己的男人漠然。

八、讨论问题时，经常走神、目光呆滞。

九、闺密突然增多，应酬频繁。

十、开销突然增大。

如果你发现自己的另一半出现以上情况，那么就要当心了，你们的感情很有可能出现了大问题！

## "聊"和"撩"要分清楚

有人曾经说过,如果一位女性答应跟你单独吃饭看电影,就等于答应跟你上床了。这种说法当然是不对的,不过吃饭看电影确实能拉近人的距离。拿我来说,与我单独吃饭的女性有很多,与我单独看电影的女性倒是屈指可数。在我看来,一起看电影比一起吃饭的两个人的关系更加亲密。

来说说如何谈恋爱,我曾经写过一篇"恋爱秘籍":

首先,第一次见面,浮光掠影地打量一下对方就行了,眼睛切忌在女性面部以下的其他部位过多扫描,否则不会给人留下好印象。

其次,坦诚或者略带羞涩地直视对方眼睛,谦逊地要求加对方微信。放心,这样十有八九对方不会拒绝你。

最后,天生自带幽默基因的人可以纵情发挥优势,让你隔着手机屏幕能够"听见"对方银铃般的笑声。笑声是一朵倔强的小花,在那片镶嵌着白底蓝花的瓷砖地上,开了又谢,谢了又开。

没有幽默感也没关系,可以谈事业,但态度一定要诚恳,即使不是精英也应正走在成为精英的路上,之所以还是孑然一身,只是暂时不愿把一腔热血投到感情中去。男人嘛,以事业为重。多聊几次,对方对你的好感会与日俱增。

聊天的时候,也有一些建议可供参考:

一、切忌过度吹牛,吹牛总是容易被识破的,也切忌用猥琐的言语去挑战对方的底线。

二、聊得差不多了,尝试发一些亲昵的表情,譬如玫瑰、拥抱、亲亲。

三、线上温馨叙幽情的程序差不多了，就该策划线下见面了，一般来说，衣着休闲更能营造暧昧氛围。记住，有车的话一定要亲自开车去接对方，车要洗得锃亮如新，代表对对方最诚挚的尊重。

四、选一家品位较高的餐厅，最好开一个小包间，不求最好，但不能吝啬小气。

五、饭局结束之后安排其他娱乐方式，但千万不要傻乎乎地去 K 歌，万一对方是麦霸，抓住麦克风不松手，你就错失了进一步交流的机会。最好一起去看电影，手臂有意无意地接触，当你的身体似乎流淌着她的体温时，那种感觉奇妙极了。看电影期间可以试着握住她的手，如果她不拒绝，成功就触手可及了；她如果拒绝，就要停止。想要当绅士，有耐心是基本要求。

六、电影看完可以尝试在深夜空旷的城市街头手牵手漫步，看她"脚步踏不碎莲的温柔，流水带不走荷的娇羞"，也是一道独特而迷人的风景。

七、今日莲花灿烂，明日秋起枯黄。不是每一段恋情都有一个美好的结局，你需要做好心理准备！

那么，男性怎么判断女性的真实意图呢？对有些"直男"来说这是个难题，因为如果自己没有把握好分寸，可能被骂禽兽；如果不解风情错过机会，可能连禽兽都不如。该怎么办呢？

首先，对自己有几斤几两心里应该有个数。如果是默默无闻的普通人，就算女性与你单独吃饭甚至单独看电影，多半对你也没有什么意思，只是找个人打发时间而已。

当男女之间的实力悬殊时，往往可以让其中一方更加主动：见识高远的成熟男人要的是琴瑟和谐和风雨同舟，而缺乏安全感的女性要的是安稳的物质生活和多彩的精神生活，此两者最为和谐。

然后，我们要相信爱情。真正的爱情，不是费尽心机地算计对方，而是心与心之间的一种理解、一种感应，是彼此心灵的默契。

在我看来，就算单独吃饭、看电影，也得循序渐进，两个人究竟哪一天会摩擦出爱情的火花，各自都不知道，而这就是最美好的时光。

那么该如何判断表白机会已经成熟了呢？女生有下面几种表现的时候，你就可以触及了：女性主动牵你的手甚至主动做出更亲昵的动作，譬如接吻；陪你到深夜，歌舞升平。最简单的方法是，邀请女性去郊外或更远的地方玩耍，翌日才能回来。如果她欣然答应，表白成功的概率就大大提升了；微信聊天时直接说明意图，看对方的回应。

当然，温馨提示：千万不要表白错了人，不然很可能成为性骚扰！

## 避孕是男人的基本操守

男性和女性都可以结扎。先来说说男性结扎的问题。

男性的精液由精子和精浆组成，精子由睾丸产生，在附睾内成熟，通过输精管道输出。精浆主要是前列腺、精囊腺和尿道球腺等腺体分泌的混合液。结扎后，男性依然会射精，但射出的液体只有精浆，没有精子了。

以前计划生育政策执行得比较严格，男性结扎手术司空见惯。而现在，主动要求做结扎手术的男性几乎绝迹。男性结扎手术是永久性的绝育措施，避孕成功概率几乎是百分之百。

但考虑到精子的生存周期，为了避免女方意外怀孕，在术后 3 个月内进行性生活要戴避孕套，之后就可以肆无忌惮地"裸奔"了。结扎手术后需要休息 1 周，1 周内避免重体力劳动与剧烈运动。术后的 2 周内禁止性生活。

对绝大多数男性来说，结扎手术后对性生活没有影响。那男性结扎后性能力会不会变得更强大？当然不会。极少数男性在术后因为并发症还可能诱发勃起功能障碍和性快感缺失。

男性结扎手术的费用不高，且可以走医保。合并早泄的男性，结扎之后，可以服用必利劲[1]。一般来说，几乎所有二甲以上的医院都可以做结扎手术。

其实，我个人并不赞同男性采取结扎手术来避孕。一劳永逸的避孕方式效果固然好，不过借助破坏性的力量来改变身体功能，有些器官是会"造反"的。最常见的男性结扎手术叫直视钳穿法输精管结扎术，赤脚医生经过半个月的培训就能掌握，这种手术很简单，手术 1 周后就可以恢复上班。

不过我得提出警告，男性做了结扎手术后可能出现输精管断端痛性结节和附睾淤积症。部分出现并发症的男性苦不堪言，性生活的体验也受到影响。另一个弊端是，倘若夫妻俩后悔了，想要再生孩子，得做复通手术，复通手术的成功率不是很高，为 50% ~ 60%，而且复通后的精子质量普遍不如从前。

女性结扎手术也曾经风靡一时，但现在已经遭到摒弃，因为可能导致卵巢功能异常，那可不是闹着玩的。目前市场上推崇的是女性安节育环，全球近

[1]必利劲：治疗早泄（PE）的药物。

两亿的女性都在使用节育环，其中 2/3 在中国。

节育环经过不断的研制、发展，已成为广泛使用的活性宫内节育环。美国妇产科协会（ACOG）指出，宫内节育环可以提供安全、有效、可逆、长期的避孕效果，建议女性使用。不过，节育环还是有不良反应的，譬如感染、疼痛、月经异常，而且节育环也不能保证避孕率达到百分之百，甚至一种并发症叫带器妊娠，发生率为 1% ~ 3%！

那么，到底是男性做节育手术影响小，还是女性节育影响小？关于这个问题，一直存在争论。从科学的角度来说，我认为女性使用节育环更好些。

## 面对诱惑，想想头上的星空

曾有一位男性为如何抵抗性感女性的诱惑而苦恼。他说因为自己长得帅，跟他搞暧昧的女生不断，他也很会撩妹。他非常渴望得到一份真诚的爱情、一段幸福的婚姻和一个幸福的家庭，但每当周围有好看的、身材很棒的女孩主动联系他，他又总是想出轨，事实上他早已行动了很多次，导致每次恋爱坚持不了多久就结束了。

他很想结束这种迷乱的状态，但又好像对这种状态上瘾了。他不想再这样下去，除了怕得病，生活也不能稳定，怕自己早晚要完蛋。

这种人难道注定不能拥有专一稳定的感情吗？有没有办法，能让人拒绝诱惑呢？

我笑着跟他说了几个"建议"：1.每次想出轨前，可以在家里手淫 1~3 次，让自己"性趣"全无。2.做去势手术，切除双侧睾丸。男性的主要雄激素是睾酮，95% 由睾丸间质细胞分泌，5% 由肾上腺分泌。切除了睾丸，性欲基本就没有了。3.长期服用雌激素，把自己变得女性化。雌激素的种类很多，天然的雌激素主要是戊酸雌二醇，又叫补佳乐；半合成的雌激素有炔雌醇、尼尔雌醇片；合成的雌激素有己烯雌酚。

当然了，以上这些方法是匪夷所思的，各位读者千万不要轻易尝试。我说，如果这些后果你都不想承受的话，还有两种比较简单的方法：

首先，建议每天坚持锻炼，一直到自己精疲力竭，然后舒服地洗一个澡，躺在床上视睡如归。

其次，树立道德约束的栅栏。就像康德说的："有两样东西，我思索的回数愈多，时间愈久，它们充溢我以愈见刻刻常新、刻刻常增的惊异和严肃之感，那便是我头上的星空和心中的道德律。"

## 男人对生命之源的迷恋？

人类自远古时期，就有对胸的歌咏和崇拜。不可否认，大多数男性对女性的胸腺有一种无法解释的迷恋，这是生命最初的生理记忆，也是流淌在基因里的一种崇拜。在这里，我简单科普一下乳房的构造。

先来看看乳房的解剖结构：乳房由乳腺、脂肪组织和结缔组织组成；乳房的纵切面宛若一棵倒生的树，根是乳头，树冠是分支众多的呈辐射状排列的乳腺叶，由脂肪组织发出的纤维隔将乳腺分为 15 ~ 20 个乳腺叶，每个乳腺叶都有一个输乳管，输乳管会在近乳头处形成膨大的输乳管窦，末端变细开口于乳头。

美国有一组统计资料：女性单侧乳房的平均重量大约为 500 克；双侧乳房的脂肪组织占了全身脂肪组织的 4% ~ 5%！但这只是平均数字，实际上，女性的乳房差异很大。

人们习惯用罩杯来衡量乳房的大小，罩杯的计算方法由乳房深度来决定，乳房最高点的乳围减去乳房下围一圈的长度就是罩杯。

乳房是非常敏感的性器官之一，让无数男人趋之若鹜。那么，是不是所有的男性都喜欢胸大的女性呢？有一种广为流传的说法，世界上的男人分三种：第一种很虚荣，一定要找个胸大的；第二种很单纯，要个胸大的就可以了；第三种很现实，不要别的，胸大就行。

其实这种说法有点夸张了，大多数男性喜欢的是匀称的乳房。另外，他们喜欢对性刺激反应敏捷的乳房，即使小一点也没有关系。

有些女性是平胸，可能会自卑，在与男朋友相处的过程中，担心自己的平胸会影响双方的关系。她们可能会从网上找各种丰胸技巧，但那些大多是忽悠人的，自摸或者让别人摸都不可能让脂肪野蛮生长。不过，有三种情况确实可以使乳房稍微变大或暂时变大，但很快会恢复如初：1. 性唤起；2. 接近排卵期时，在雌激素的作用下，乳房体积增加一丁点；3. 处于孕期和哺乳期。

实在没办法，有的人会想要去隆胸。据说隆胸术是目前热度排名第一的美容手术，但每年隆胸失败的案例并不少。隆胸术会出现四种后果：大不一样，不大一样，一样不大，不一样大！所以，真要隆胸，也要找有经验的整形医生。一样不大和不一样大，该是多么悲催！

## 嗨，第一次亲密接触

处女膜真是一个奇妙的存在，在所有哺乳动物中，似乎只有人类女性才对处女膜有这么复杂的情感。无论在泱泱中华，还是在欧美国家，相当长的一段时间，人类把处女膜视为贞操的一种标志，一些落后地区甚至有这样的现象：如果新婚之夜的床上没有一滴血渍，女性会被马上扫地出门。

处女膜究竟是一个什么构造呢？

处女膜位于女性阴道开口处，中间有一个孔。每位女性的处女膜形态各有差异：环形、新月状、伞状、锯齿状，不一而足。处女膜由弹性结缔组织和胶原结缔组织共同构成，说白了，是人类进化过程中留下的残余组织。

大多数处女在第一次性交时会出现处女膜破裂，但对于处女膜孔较大、处女膜坚韧的女性，第一次性行为也未必会造成处女膜破裂，所以仅仅以血染婚床来鉴别处女根本不科学。此外，剧烈运动、手淫、使用卫生棉条、从事高强度体力劳动都可能造成处女膜破裂。不知道有多少女性蒙受了不白之冤。另外，极少部分女性先天就没有处女膜。

根据英国的一份医学杂志发表的一项研究：至少63%的女性在第一次发生性行为时不会出血。换句话说，只有不到四成的女性第一次会流血。

运动、月经，甚至跳舞都可能导致处女膜破裂，而且年龄越大出血的可能性越低。所以，女生的第一次不一定出血，而出血的未必是第一次。

大多数情况下，女性流血往往是男性在性行为中的不当操作导致的。例如，女性没有准备好，身体未放松、欲望未被唤醒、前戏还不够时，男性霸王硬上弓，很可能会造成女性阴道黏膜破裂而流血。

有没有靠谱的办法判断女生究竟是不是处女呢？没有。只能靠一些感觉来大致推测，譬如女孩在第一次时会高度紧张、姿势扭曲——身体是不会撒谎的。

处女情结很不可理喻，很多男性自己都不是处男，凭什么要求女生必须是处女呢？而所谓"与第一次交换第一次"的男性们，何尝不是另外一种不可理喻呢？"言非法度不出于口，行非公道不萌于心。"与君共勉！

恋爱本是一个互相选择的过程，你嫌弃她不是处女，她还嫌弃你是一根"金针菇"呢。都什么年代了，有的男人竟然还有处女情结，介意女友跟其他男人有过性行为！甚至还有无知的男人因为女友第一次不出血，要和女友分手！真让人无语。

就算恋人或者妻子不是处女又怎么样？她只是曾与其他男性共享过欢愉，时过境迁，她的心灵依然干净，她的身体依然干净，美好如初。江山如画不及你窈窕如花，绝代风华不及你淘尽风沙。遇到了最美的爱情，还去琢磨她究竟是不是处女，这人得多愚钝啊！

　　有些男性可能会脑补自己与女友前任的差距，比如尺寸和性能力等，有这种臆想也是正常的。我想告诉大家一条金科玉律：开始一段新恋情后，在新恋人面前对前任最好只字不提。

第二章

魅力女人：让我一口一口『吃掉』他

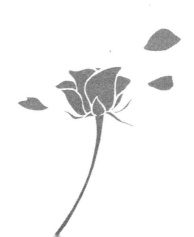

## 水到渠成，缘聚缘散

2016 年 1 月 10 日，北京大学社会调查研究中心联合百合网婚恋研究院发表了《2015 中国人婚恋状况调查报告》。报告中提到：地域上的调查显示，港澳台地区的男女发生第一次性行为的时间最早，平均为 19.24 岁，北京紧随其后，为内地（大陆）最早的地区，平均为 20.63 岁。

被调查对象中，出生年代越晚的人群，发生第一次性行为的年龄越小，譬如"80 前"的人群，性行为发生年龄较晚，平均为 22.17 岁，"95 后"则平均为 17.71 岁。

从学历来看，本科学历以下的人群发生第一次性行为的年龄较早，平均在 21 岁之前，硕士生、博士生人群最晚，分别为 22.55 岁和 21.65 岁。

同时，该报告也显示，大学本科在读及以上学历人群的避孕意识较高，避孕比例均在 45% 以上，尤其是在读研究生，比例高达 49%；而大专及以下学历人群的避孕比例则较低，小学及以下学历的人群仅仅有 18% 的人采取避孕措施。

我要说的重点是，"95 后"第一次性生活平均年龄是 17.71 岁。也就是说，部分女高中生和女大学生，已经开始有了性行为。

该调查报告也说明了另一个事实：学历越高，发生第一次性行为的年龄越大，女生尤其如此。

对此该如何看待呢？假如我有女儿，发现她有性行为后，我不会勃然大怒，更不会棍棒加身，而是会找出相关书籍，让她正确认识性、性行为，避免意外怀孕，避免感染性传播疾病。

《民法典》规定：18 周岁以上的公民是成年人，具有完全民事行为能力，可以独立进行民事活动，是完全民事行为能力人。我很认可这条规定。在女儿未成年之前，我会对她的学习、生活严加看管；18 岁以后，"天高任鸟飞"，对于她的恋爱、性行为，我应该充分尊重她的意志，作为家长，能做的只是对她的学习、生活提出建议。

当然，也有人问如何鉴别想和女生发生性行为的男生。

其实，年满 18 岁的男生，性欲正处于巅峰期，几乎都对性跃跃欲试。所以，答案很简单，不需要鉴别。

那如果我的女儿和一个没钱又不求上进的男生谈恋爱，甚至结婚，我该怎么办？

如果是这样的男生，我会对他的品行、学历、智商全面进行评估。倘若他确实不求上进，我会委婉建议他们分手，但绝不越俎代庖。

有些男孩天资聪颖，虽然在青少年时有叛逆期，但随着年龄逐渐增长，生活压力加大，也许会爆发出无与伦比的创造力。这样的人就是一只绩优股，K 线图上的红色柱体。

难道我就不怕他们以后离婚吗？

事实上，中国年轻夫妻的离婚率高达 30% 以上，如果他们以后共同生活不下去，随时可以分道扬镳。我不会为此过分担忧，否则不是与自己过不去吗？

## 保持新鲜感才是王道

很多人对保持性爱新鲜感感到困惑。有人每次结束后的一段时间，可能会觉得对方烦躁，对自己没那么多兴趣，或者总体不如以前，便会害怕以后性生活不和谐，于是想通过一些方法保持新鲜感。

实际上，平均而言，新鲜感也就能维持 8 个月到一年半。

之前，有个朋友告诉我，他跟女友分手了。他女友我见过，身材曼妙、颜值一流，绝对的美女一枚，而且学历在线，还有一份体面的工作。我问他为什么分手？他给出的理由很直接：性生活不和谐。

这就要说到男女生殖器相匹配的问题了。每个男性的阴茎勃起时上翘的角度是不一样的。女性呢？每个女性的阴道口与肛门的距离也不一样，距离越短，阴道口显得越靠后，这种情况，男性在性交时往往觉得别扭，体会不到彻底的进入感和包裹感，如果采取传统的男上女下体位，可能会容易造成阴茎的疼痛、擦伤，快感自然也会大打折扣。

很不幸，这位朋友的女朋友就属于这种情况。其实可以通过改变体位来提高快感，譬如抬高臀部、平时多练习后入式等。但他们两人已经恋爱 2 年多了，谁也不愿意迁就谁，分手也是顺理成章的事情。

多少情侣或夫妻，激情和新鲜感褪去后，亲情会代替爱情，陷入"无性恋爱"或者"无性婚姻"的结局。

性交的最高境界是什么？四个字：水乳交融。在性交的问题上，记住几点：

首先，必须两情相悦。

其次，经验老到的高手，都有繁复的前戏过程，实现销魂性唤起的任何前戏动作都值得点赞。

再次，无论男女，都应该努力保持良好的身材。男人肥胖，显得笨拙，用传统的男上女下体位时，女性会受到压迫，快感也因为呼吸不畅烟消云散，甚至会对趴在她身上的身体厌恶无比。女性身轻如燕，方便男人做出各种高难动作，来自子宫深处的高潮也曼妙无比。

最后，最重要的一点：男女之间通过磨合找到了两人独有的性爱节奏、性器官的绝佳契合，只想把身体献给对方，换其他人，都找不到如此荡气回肠的感受。

对于男女之间的相处，两人必须有良好的学识、体态，不要让自己变得俗不可耐。平淡的日子里，可以有意制造一些惊喜，让激情永驻。虽然激情总会褪去，但要学会减缓新鲜感消失的速度。

# 人生苦短，必须性感

有位女士曾向我诉苦：她老公早泄，自己偷偷用手也不愿意和她做爱。这位女士30岁，她老公32岁，结婚2年了。刚结婚的时候，她老公就有点早泄，每次毛毛糙糙的，一般也就3~5分钟，把她撩起来了就没了，性生活不够和谐。其实3~5分钟算一般水平，稍微短了一些。半年前，情况变得更坏了，她老公开始出现阳痿，就连勃起都困难，就算勃起了也只能坚持1~2分钟。而且她老公也不肯去医院，后来就自己用手解决了。她老公说是以前手淫次数多导致的。

实际上，手淫与早泄关系不大，但也不能忽视一个事实：大部分群居的中学生、大学生，担心被人发现，一味求快，时间一长，其中的极少一部分人反而练就了"快枪手"的本事，这也是早泄的原因之一。

要延长射精潜伏时间其实很简单，可以口服舍曲林[1]、必利劲等药物。但这位女士现在最主要的问题是，她老公对她不感"性趣"了，宁可自己手淫也不愿意与她真枪实弹地做爱，所以才会力不从心。实际上，只要能够正常手淫，就没有勃起功能障碍（ED）。

其实这种情况非常普遍，有一项调查显示，大约40%以上的已婚男性在婚后依然有手淫的习惯。此外还包含无性婚姻。这种情况很危险，妻子的身体对老公不再具有吸引力，就意味着双方有更多出轨的可能。

---

[1]盐酸舍曲林片，用于治疗抑郁症的相关症状的药物。

婚后丈夫对妻子缺乏"性趣"，妻子总得想办法。

首先得弄清楚丈夫究竟还爱不爱自己。天涯何处无芳草，情有独钟死得早。不爱，就分手吧。

其次，女性要把真实想法勇敢地表达出来。大多数女性在性欲来袭时，羞于表达自己的性要求。其实性行为是一门艺术，可以通过多种方式告诉伴侣自己想要了。

你可以表现得目光羞涩，欲拒还迎，营造出温馨的氛围，然后主动接触丈夫，做出亲热动作。

那么，你可以怎样营造氛围呢？

一、喷一点香水，无须太多；香到不浓不淡，若有若无，为最妙。若浓一分，则袭鼻；若淡一分，则无味。

二、真空穿上一件男友的衬衣，足够性感了。而情趣内衣也确实对激发男性欲望有帮助，能让感官上的欲望升华，不妨一试。

三、在性爱过程中，女性不妨大胆一些，骄傲地昂起头，对着你的伴侣"颐指气使"，表达自己的需求。

当然，还有一些其他方法，不妨一试：

一起泡温泉，尝试水下激情。挑逗、撩拨，往往让人欲罢不能，但是要注意卫生，事前准备足够的润滑剂。

尝试新的姿势，享受瞬间肾上腺素增加带给彼此的非凡刺激。

旅游，大手大脚一次，选择格调很高的酒店，酒店的温馨环境会让男人欲罢不能。

有意制造趣味剧情，让男人害怕失去，所以珍惜。

最后，人生苦短，必须性感，就算不为了别人，也应该把自己变得更好。

我特别推荐女性参加舍宾训练。舍宾训练由俄罗斯人首创，1997年4月"落户"北京后，如雨后春笋一般在全国铺开。它通过电脑测评分别制订出适合个体的"营养＋运动＋医学＋心理学"的训练处方，完成从形体美到气质美的塑造。

舍宾训练的研究专家有一个"诱人"的发现：大多数参加舍宾训练的女性，在训练半年或1年后，性欲、性快感和性能力有明显改进或提高。

## 花开四季，各有其美

有个关于女性的说法是："三十如狼、四十如虎。"这个说法过于夸张了。关注这个问题的朋友不少，有必要澄清一下。

首先需要明确的是，不管男女，只要生殖器发育正常、激素水平分泌正常、身体健康，基本都会有性欲，这是与生俱来的。

其次，性欲有高低之分，但与生理特征的关系不大。网上流传过一种说法，认为通过女性的五官及身材可以辨别对方是否性欲旺盛，比如头大腰粗屁股圆情欲旺、嘴大性能力强、唇厚多纹性事多、胸挺性表现欲明显。其实，没有任何外部身体特征可以用来辨别女性性欲是否旺盛，网上流传的各种说法都是不准确的。

最后，女性和男性一样，性欲也会有一定的规律。

那么，不同阶段的女性的性欲有什么特点呢？

**20～30岁的女性**

有调查显示，大约有13%该年龄段的女性每天都有性生活，1/3的女性每周1次，还有半数以上的女性每月1次。如果你属于无性一族，也不要自卑，因为这个群体的女性比例也很惊人：17%！

这个年龄段的女性常常陷入高潮困扰，到达高潮的比例并不是太高，毕竟对自己的身体了解有限；而且羞怯心理也往往占据上风，脸皮薄，环境稍差，一有风吹草动就可能丢盔卸甲，性欲全无——道理很简单，因为人类的性爱充满了理性的考量，不像动物一样只出于本能。

这种情况下会出现的"并发症"之一就是：假装高潮。假装高潮很害人，长此以往，有发生性冷淡的风险。所以，在风华正茂的年龄，得克服心理障碍，努力发掘自己的"性趣"。

**30～45岁的女性**

这一年龄段的女性是享有最多性高潮的，超过半数的人可以获得高潮。

30岁以上的女性多数摆脱了青涩。少女如果是诗，少妇就是散文；诗很美，但散文更耐读。还有一个铁板钉钉的真理：女性体内的雄激素在维持女性性欲方面有着至关重要的作用。这个年龄段的女性雄激素分泌水平会增高，性欲也会相应提高。

《时代周刊》有一则有趣的报道。美国得克萨斯州立大学有一项研究，30岁以上的女性的确更有"贪欲"。研究人员访谈了827位女性后发现，过了生育高峰年龄但还未绝经的女性，即27～45岁的女性的性生活最活跃。这一年龄段的女性，性欲和性感受会达到巅峰，性幻想更激烈、更频繁。

不过，高潮迭起的同时也危机四伏。恰恰是 30 岁以上的女性，她们的老公经常不能给予她们性满足，因此红杏出墙的概率更高。

毕竟男人都不愿戴绿帽子，那么男人究竟该怎么办呢？好好检讨自己，寻找出暗淡中的色彩，并长久保持亲密的温度。应对措施如下：1. 把老婆看紧点，对她百般呵护。2. 锻炼是最好的"催化剂"，不断提高自己的性功能。3. 性技巧至关重要。性爱很奇怪，并非每个姿势都适合所有人。不过，不要过于依赖技巧，感情才是最重要的。4. 必要时可用药物辅助。如用万艾可、希爱力治疗勃起功能障碍，用必利劲、舍曲林治疗早泄。

**女性每个月的性欲变化**

那么女性在 1 个月当中，什么时候性欲最强烈呢？

女性的性欲会随着雌激素分泌水平的变化呈现一个曲线。一般来说，这个变化周期和排卵周期差不多，在一个 28 天的月经周期中，有两个性欲旺盛期，持续 2 ~ 4 天不等：第一个是月经之前的 2 ~ 4 天内；第二个是月经结束之后的 8 ~ 10 天。

抓住这两个时间点，常能获得高潮迭起的性体验。不过这也不是绝对的，有些女性恰恰在月经期性欲最强。

# 当你有一个"硬核"男友

有女生曾经跟我说，她男友性欲太强，一天到晚就想着"为爱鼓掌"，起码1周要4次。有时候她睡着了依然被男友叫醒，有次做按摩时她男友也硬了，还有一次在公共游泳池教她游泳男友也硬了，尴尬得不敢出来。他俩曾因为性交的事情吵过架。这个女生问过其他情侣，结果得知都是1个月2～3次。她为此很苦恼，怀疑她男友是不是得病了，还担心她男友营养流失过多而体虚。

先来看杜蕾斯的一组官方统计数据：美国中青年男性平均每年的性交次数为127次。

按照这位女生的男友的频率计算，1年有52周，每周4次，1年大概208次，猛男一枚，况且他正处于性欲的巅峰时期，很正常。再说，其他情侣1个月才2～3次？值得怀疑。

那总是性交会不会造成体质虚弱呢？

男性的精液由精子和精浆组成，正常成年男性每次射出的精液为2～6毫升。精子每天的生成量比较固定，精浆每天的生成量可能因为性交次数的多少发生一些微妙变化。

精子，尤其是精浆每天的生成量，随着年龄增加呈现缓慢下降的趋势。30岁以上的男性雄激素水平每10年下降大约10%，40岁以上的男性，不但性功能比不上15～35岁的巅峰时期，精液量也没有以前多了。但"秋侵人影瘦，霜染菊花肥"，性功能依然良好、精液依旧奔涌的40～60岁男性比比皆是。

男性的性功能和一生中的射精次数有太大的个体差异。

对"一夜 N 次"的极限挑战者来说，第一次、第二次、第三次射出的精液里虽然都有精子，但呈逐步减少的趋势；第四次以后，射出的精液里就几乎没有精子，只有精浆了，最后两次，甚至任何液体都没有了，只出现会阴部肌肉和射精管的有节律收缩——弹尽粮绝的高潮。

所以，通过禁欲的方法来节省精液的想法很愚蠢，精子老化、活力变差，死去的精子也多。憋死的精子好委屈，为啥不放它们出去开心地游泳呢？另外，周期性的精液排泄有助于生殖系统的新陈代谢，譬如降低前列腺炎、前列腺癌的发病率。

来看一组有趣的数据——

男人一生平均射精次数：7200 次；

男人每次射精的精液量：2 ~ 6 毫升；

男人一生平均手淫射精次数：2000 次；

男人一生平均射精总量：53 升；

男人平均射精速度：45 千米 / 小时。

记住，"年轻的时候不节制，以后就只能望洋兴叹了"这种观点是错误的！

所以，既然选择了性欲旺盛的男友，就要找到适合二人的性爱节奏。如果承受得了，多做无妨；如果女生承受不了，可以开诚布公地和男友谈谈，商讨出一条解决之道。

## 鉴别渣男，十点就够了

很多女生有这样的疑问：为什么渣男总是能风流快活，而且很让女生痴迷？

要想鉴别对方是不是渣男，一定要了解渣男的十种特点：

第一种，渣男都是情场老手。这类男人撒谎时从来面不改色心不跳，可以伪装成各种彬彬有礼的君子，只为能够睡到你。

有一种很简单的鉴别方法：做爱结束之后继续深情款款地抱着你一觉到天明的，多半对你有感情；急于抽身逃脱的，多半是表里不一的小人。

第二种，自私的男人。虽然说男女平等，但对自私自利的男人一定要避而远之。

买个单都斤斤计较，更别奢望他会对你一掷千金了。判断男人是否爱女人的一个好方法是看男人对女人的大方程度。

第三种，做爱时做出君王姿态的男人，希望你对他做出各种不一样的动作，他眯眼享受，乐在其中。

做爱是一种运动，需要双方齐心协力，像打排球，讲究一传、二传及扣杀；像踢足球，讲究盘带、过人及射门。遭遇渣男的妹子们运气不好，屡屡提起沉重的铅球，只会让自己受累又受伤。

第四种，不愿意给女性承诺及安全感的男人。

这类男人总有不同的说辞，反正暂时不愿把一腔热血完全投到感情中去。说得形象一点，两人上床了，女性柔若无骨地伏在男性耳边呢喃："这一辈子里，我只爱你。"男性则勾颈缠腰地回应："这一被子里，我也只爱你，直到做爱完成。"

第五种，脚踏两条船的男人，不爱你，也不放过你。

第六种，"中央空调"般的暖男，不仅对你，对所有略有姿色的女性都关怀备至。

第七种，喜欢使用PUA（精神控制）话术的男人更是渣男中的渣男。恋爱本来是一件美好的事情，但在与这类男人交往的过程中，你会变得越来越不自信、越来越怀疑自己，劝你趁早溜之大吉吧。

第八种，明明已经结婚，却打着未婚的名义的男人。

第九种，吃软饭的男人不要紧，最恶心的是忘恩负义的男人。

第十种，整日怨天尤人、没有进取心的男人。

实际上，如果一件事情总是让你觉得不对劲，那其中一定有问题，要么是你们的交流出现了问题，要么就是他真的有问题。

最后，借着"鉴渣"的机会，再简单说说判断男人出轨的几个要点：

一、突然或者慢慢出现勃起功能障碍。

二、晚上回家立即洗澡。

三、以前态度不温不火，现在开始对你大献殷勤。

四、开销突然增加。

五、打扮变得时尚。

六、突然经常出差或加班。

七、说话心不在焉。

八、电子产品突然加密。

九、回到家里把手机设成静音或者干脆关掉手机。

十、经常找朋友证明自己清白。

倘若符合其中四条或以上，建议密切留意！

# 给生命一个快乐的出口

### 兴致不够，辅助工具来凑

男人可以用飞机杯，女人用什么呢？当然是女性专用情趣用品：跳蛋。跳蛋使用起来很刺激，但有些女生担心会不会对身体不好。

跳蛋大体分为体外用和体内用两种类型。体外用跳蛋以刺激阴蒂为主，体内用跳蛋以刺激 G 点为主。

跳蛋配合凯格尔运动，作用类似于阴道哑铃，对训练骨盆盆底肌肉群有促进作用，有助于女性产后修复、避免压力性尿失禁和提高性功能。

购买跳蛋需要注意三个问题：1. 良好的防水性能。2. 尽量丰富的震动功能。3. 噪声不能太大。

另外，带有遥控功能，让男友掌握遥控器，也是一种特别的体验。

我对跳蛋的态度是：存在就是合理的。不过，使用体内用跳蛋，要达到诱发阴道高潮的程度，其实并不容易。有一项调查表明：玩跳蛋的女性，平均不到半年时间，就对它腻歪了。

其实我最想提醒读者的是：极少部分女性，因为玩情趣用品成瘾，对真实世界的男人再也提不起"性趣"，因此要适可而止，不要让男友变成摆设！

另外，跳蛋使用前一定要认真消毒，避免妇科感染和尿路感染！

## 沉迷快乐，也要健康为上

有一些人不喜欢戴套，如果问他们不怕染上病吗，他们会说自己经验丰富，可以通过观察对方里里外外的情况判断是否安全，判断完后才会去追求刺激！

那么，通过外观颜色真能判断对方的战斗次数？还有通过表面光滑度，真能判断是否有潜在的疾病风险？

为了避免感染性病，做爱前其实应该掌握一些基本辨识技巧：

一看。假如对方生殖器有新生物、溃疡等，不排除是尖锐湿疣、梅毒、生殖器疱疹的可能。

二摸。有时对方害羞，不让看，那就摸。如果生殖器有凸起的小疙瘩，那么直接走人。

三嗅。轻轻嗅手指上对方生殖器的气味，如果发臭或有异味，也应该偃旗息鼓。发臭一般是阴道炎所致。

不过，通过这些技巧判断是否安全的准确率并不高，因为性病种类太多了，譬如艾滋病、梅毒、生殖器疱疹，经常让人防不胜防。

有没有临门一脚的预防措施？最理想的办法是戴安全套。当然，也可以事前准备米诺环素：根据淋病奈瑟球菌和衣原体、支原体等病原体特点和药物的半衰期，做爱前的 4 小时用温开水服下 2 粒（200 毫克），做爱后的 12 小时内再服 1 粒（100 毫克），这对预防淋病及非淋菌性尿道炎通常有效。

不过，这对病毒感染导致的生殖器疱疹和尖锐湿疣无效，这类性病迄今并无有效的阻断药物，戴套才是最稳妥的预防措施。

# 露阴癖是个什么"鬼"？

有个女生告诉我，她中学时在放学回家的路上，遇到一个乞丐玩弄自己的生殖器，给她心里留下了阴影；长大后某天，下班回家时，在小区楼道里遇到一个穿风衣戴帽子的男人突然对自己露出生殖器……

这两个男人其实都属于露阴癖。为什么有这种人呢？

都说羞耻心是人的第二条底裤，人之所以会感觉羞耻是因为在对的时间做了错的事。而对露阴癖病人来说，尽管自己知道这样做是一种错误，也无力改变。目前对露阴癖的定义是：在不适当的环境下在异性面前公开暴露自己的生殖器，引起异性紧张性情绪反应，从而获得性快感的一种性偏离现象。

露阴癖的发病原因不是非常明晰，估计与病人性格缺陷、所处环境，以及幼年经历、原始性冲动有关。

通常，露阴癖病人有以下三个特点，也是诊断露阴癖的三个标准：

第一，具有反复或持续地向陌生人（通常是异性）暴露自己生殖器的倾向，几乎总是伴有性唤起及手淫。

第二，暴露阴部，却没有与对方性交的意愿或要求。

第三，此倾向至少已存在 6 个月。

那么，女性遇到露阴癖病人该怎么办呢？

一、如果发生在公共场所，可以大声呼救；如果是荒郊野地，伺机脱离。

二、必要时打 110，请求警察帮助。

三、避免与露阴癖病人硬性对抗，免得激发露阴癖病人的暴力情绪，对自己的身体造成不必要的伤害。

实话实说，很少有露阴癖病人伤害女性的报道，但突然遭遇露阴癖病人，往往会给人造成强烈的不适。回家多喝水，分散注意力，并了解露阴癖的特点，心态会很快平复。

偶有报道说某城市出现露阴癖病人，警察出动，将露阴癖病人缉拿归案，公安机关会将露阴癖病人当流氓处理。但是，露阴癖是一种精神类疾病，正确做法是：对病人实施强制治疗。关于露阴癖病人的治疗有以下两种——

厌恶疗法，在心理医生的指导下，让病人想象自己向异性暴露生殖器的行为，同时给予电击、肌注催吐剂等恶性刺激，破坏其病态的反射机制。

追根溯源，寻找病因，对幼年所受到的不健康的性教育进行改正，矫正这种性变态行为。

# 避孕药让你好好爱自己

避孕药什么时候吃、怎么吃、吃哪种，都有讲究。

避孕药多为雌激素和孕激素的复方制剂或孕激素的单方制剂，常见的避孕药有以下几种。

## 短效长期避孕药

### 去氧孕烯炔雌醇

去氧孕烯炔雌醇是在中国上市的第一种口服避孕药，也是世界上应用最广泛的口服避孕药之一。

使用方法：口服，从月经周期第一天起每天约同一时间服用 1 片，连服 21 天，随后停药 7 天，从停药的第八天起再次开始服用。

不良反应：刚开始服用的几个周期会出现一些轻微反应，如恶心、头痛、乳房胀痛等，一般不影响继续使用。

温馨提示，去氧孕烯炔雌醇是现代全球短效避孕药的翘楚，其最大的优势就是不良反应小，一旦停用，即可恢复每月排卵，因此特别适合新婚夫妇使用。

### 屈螺酮炔雌醇

孕激素屈螺酮除可避孕外，还有抵抗盐皮质激素的作用，能有效降低因雌激素引起的水潴留，防止体重增加、乳房胀痛。

使用方法：口服，按照顺序每天约在同一时间用少量液体送服，每天 1 片，连服 21 天，停药 7 天后开始服用下一盒，其间通常会出现撤退性出血。

*炔雌醇环丙孕酮*

炔雌醇环丙孕酮除了避孕以外，还可治疗痤疮、女性雄激素性脱发、轻型多毛症。

使用方法：口服，每个月服用 21 天后停 7 天，再开始服用下一盒。

**长效长期避孕药**

目前，长效长期避孕药最典型的是左炔诺孕酮炔雌醚。

使用方法：口服，自月经的当天算起，第五天午饭后服药一次，间隔 20 天后服第二次，或月经后第五天及第十天各服 1 片，以后每月均在第二次服药日期服 1 片，一般在服药后 6 ~ 12 天有撤退性出血。

温馨提示，服药次数减少了，但不良反应较多。此外，停药半年之后才能考虑怀孕，因此适合已生育且有长期避孕需求的育龄女性。

2017 年，英国阿伯丁大学的一项研究发现：长期口服长效避孕药可以保护女性预防一些癌症，效果长达 30 年。比起未服用避孕药的女性，服用过避孕药的女性患结直肠癌、子宫内膜癌和卵巢癌的风险要小得多。

除此之外，服用长效避孕药还能使皮肤光洁；长期服用长效避孕药可以延缓、减少中年女性骨质流失。

**紧急避孕药**

紧急避孕药主要分成两类：一种是米非司酮片，商品名为"弗乃尔"；另一种是左炔诺孕酮片，商品名为"毓婷"。毓婷有两种规格，分别是 0.75 毫克 / 片与 1.5 毫克 / 片，弗乃尔是 10 毫克 / 片。

使用方法：一定要记住，在无保护或保护措施失效的性生活后 72 小时内服用，超过 72 小时，避孕率大大降低。采用 0.75 毫克 / 片的毓婷避孕的，先服用第一片，12 小时后再服第二片，也可以两片同时服用；选择 1.5 毫克的，服用一片就可以。如果选择 10 毫克 / 片的弗乃尔避孕，空腹服用一片即可，服药后 2 小时内禁食——这种药物的服用方法比较简单，病人容易记住。

对于紧急避孕药，有几点要注意：

第一，越早服用越好。发生性行为，起初没意识到会中招，后来发现异常，想服紧急避孕药终止妊娠，应在性行为发生后 72 小时内服用，并且越早越好。

第二，1 年服用不超过 3 次。紧急避孕药不能长期服用，频繁服用可能导致月经紊乱，可能会影响日后怀孕，对女性健康也有危害。

第三，紧急避孕药避孕率并不是 100%，有效率也只有 80% 左右，越早服用避孕效果越好。

第四，服用后 3 ~ 5 周，如果有子宫不规则出血或者严重下腹痛的症状，应就医检查是否为宫外孕。

再说一个比较鼓舞人心的消息：2018 年 12 月中旬，美国华盛顿大学医学院宣称研发出一种只针对男性的避孕凝胶。这种男性避孕凝胶只需要每天按一泵涂抹在肩膀上，8 ~ 16 周后，精子数量便会下降到足以防止怀孕的水平，而停止使用 3 ~ 4 个月后，精子数量又会恢复到正常水平。不过，男性避孕凝胶的上市还有待时日。

最后需要提醒的是，怀孕期间服避孕药会对胎儿产生不好的影响！

第三章

打飞机：
正视漂亮的美眉，
直面欲望的单身

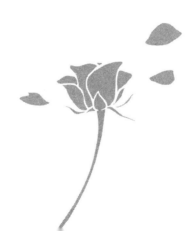

## 直面自我的真实诉求

2013 年，北京西苑医院的郭军教授发表了一项调查结果：样本总量，5380 份；超过 99% 的样本有手淫经历；超过 26% 的样本在 14 岁以前开始手淫；近 40% 的样本每周手淫 1 ~ 3 次。

手淫，几乎是所有处于性欲巅峰而又没有性伴侣的青年男性发泄性欲的最佳手段，但同时也给他们带来很多困惑，比如以下几种——

一、怕成瘾。有人 3 天不手淫就感觉全身不舒服，努力想要通过其他事情来分散注意力，可还是忍不住，久而久之会怀疑自己是不是成瘾了？

二、怕影响健康。有的人手淫过后会出现腰酸痛，有时候睾丸还会缩进去，看不到，第二天可能感觉精神迷离，对什么事都提不起兴趣。

三、有负罪感。看到美女会经常意淫，手淫完心里又懊恼得很，怪自己控制不住，忧心忡忡，但又戒不掉。

其实，从一定程度上来说，手淫相当于与自己谈恋爱，所以我经常说一句话：我爱自己，没有情敌；"性福"与否，全靠双手。

射精是男性性高潮的标志，而男性手淫的目的，就是为了达到性高潮。男性性高潮，伴随阴茎和会阴部肌肉有节律性的收缩，维持时间为 3 ~ 10 秒。

近一半的男性认为大脑的射精指令发出的瞬间比射精的快感更加强烈，他们会情不自禁地呻吟，忍不住的感觉让人欲仙欲死，接着迅速射精。也就是说，最舒服的时刻是即将射精的一瞬间。在医学上，这叫射精不可抑制阶段。

性高潮是快感的巅峰状态，15% ~ 17% 的男性会出现肛门有节律的收缩，这也是性高潮的表现，虽然没有射精，但维持时间比射精稍微长一些。

无精液射出的性高潮发生时，阴茎和会阴部依然会出现有节律性的收缩，这种情况多发生在"一夜 N 次"时的最后一次，因为精液储备已经消耗殆尽，无精可射了。

还有一种观点认为，男性存在心理性性高潮，即没有射精动作，没有阴茎和会阴部肌肉收缩的性高潮。

前列腺高潮也是性高潮的一种，前列腺和会阴部肌肉出现有节律的收缩，妙不可言。

不过，手淫的射精与真实性爱场景里的射精还是有区别的：1. 手淫不需要前戏；2. 手淫不需要性爱对象；3. 手淫缺乏身体与灵魂的交流。

所以，许多手淫发烧友在射精之后，会陷入很长时间的空虚状态。因为男女之间有两人独有的性爱节奏、性器官的绝佳契合，且只想把身体献给对方，换成其他人，都找不到如此荡气回肠的感受，这才是最弥足珍贵的回忆。

男性在射精后，大脑会释放脑啡肽，它是一种快乐因子，相当于一剂安眠药，可以帮助男性获得良好的睡眠。

另外，男性射精以后还存在不应期（refractory period）的问题。不应期，准确的生物学定义是：生物对某一刺激发生反应后，在一定时间内，即使再给予刺激，也不会发生反应。通常，男性在 25 岁以下，不应期不到 1 小时，有时只有几分钟；而 35 岁之后会延长到数小时；45 岁之后，有人甚至要等 2 ～ 3 天才能重新产生性欲。

在不应期的"贤者模式"保护下以及无休无止的寂寞空虚冷之中，手淫发烧友总是不断陷入手淫与充满负罪感的循环。

那么，手淫频率以多少为度？会不会影响健康呢？

我的建议是量力而行，以第二天身体不疲倦为标准，每周 2 ～ 3 次比较合适。每日一撸、每日数撸通常来说太多了，会导致精神困乏、腰酸背痛等。

至于负罪感，其实大可不必，因为适度的手淫是有益健康的性行为。且假以时日，有了固定的女朋友、固定的性伴侣后，一切烦恼都会随雨打风吹去。

另外，合理掌握手淫次数也是人的本能。与本能地知道自己的饭量和自己的睡眠量，是一样的道理。

当然，如果出现手淫时睾丸缩进去摸不到等类似的情况，最好去医院找泌尿外科医生看看。因为这很可能是一种病，就是双侧睾丸可以轻易推入腹股沟区，原因是腹股沟管外环口过大，属于生理异常。反复手淫容易诱发睾丸扭转、腹股沟温度过高，会影响精子质量。

手淫次数多了，会不会对真人提不起"性趣"呢？并不会。不过，超过一半的男性，即使有了固定的性伴侣或者结婚以后，也不会轻易丢掉手淫的习惯，他们偶尔还是会手淫，甚至乐此不疲。

最后再说一下性瘾（Sex Addiction），它跟性欲有什么区别呢？

性瘾也被称为"性欲亢进"（Hyper Sexuality），指病人无法控制自己的性冲动，并迫切地想要进行性行为。性瘾病人的两个特点分别是：1. 无法控制自己的性行为；2. 即使性交受挫，也不会停止自己的性行为。

对一个二三十岁，正处于性欲巅峰期的男性来说，即使天天想做爱也是正常的，跟性瘾八竿子打不着，无须庸人自扰。

# 取悦自己是不是病？

### 手淫会导致早泄？

很多男性担心手淫会导致早泄。我得表明观点：早泄与手淫的关系不大。更准确地说：早泄与手淫几乎没有关系。

有一部分男性，手淫时一味求快，无可厚非，因为手淫是一个人的 DIY（自己动手做），与真实场景下的做爱有很大区别。

其实，多数男性的手淫出现在群居生活时期，譬如高中、大学期间。

规范化的手淫，应该事先准备好纸巾或湿纸巾，方便打扫战场。但大部分群居的中学生、大学生，担心被人发现，只以射精为目的。

那么，手淫与做爱的射精潜伏时间有区别吗？

多数手淫发烧友是为了释放性欲，他们从来不注重手淫的质量与数量，往往在脑海中虚拟一个做爱对象，争分夺秒地完成，然后在脑啡肽的作用下，陷入睡眠之中。

少部分男性，手淫时一味求快，这也许是以后成为"快枪手"的诱因之一。不过，这种情况很好纠正，通过性行为训练就能够达到治疗效果。

部分男性由于掌握了手淫技巧，反而提高了射精阈值，在床上刀枪剑戟时可以随意控制射精潜伏时间，堪称一件好事。

对于早泄，我推荐国际性医学会以循证医学为基础的全新定义：

一、阴茎进入阴道后，射精总是在 1 分钟内，或不足 3 分钟，且伴有明显困扰。

二、阴茎部分或完全进入阴道后，射精无法推迟。

三、伴随消极心理，如苦恼、忧虑、挫败感，避免性接触。

早泄症状有以下两种：

第一种，变异性：不规律、非持续性出现，在性生活正常波动范围内。

第二种，主观性：主观描述有持续或非持续射精早于预期，但潜伏期在正常范围，能够延长，不归入早泄。

早泄还可以分为原发性早泄和继发性早泄。所谓的原发性早泄，即从初次性交开始就出现早泄。继发性早泄，则是曾经有过一段正常的射精潜伏时间，然后出现的早泄。

除了龟头、冠状沟、系带敏感外，耳垂、大腿内侧、阴茎背侧等性敏感区敏感也是早泄常见的原因。

另外，导致射精的感觉冲动，90%以上来源于龟头的感受器。

科学研究发现：早泄和身体中的 5- 羟色胺水平有关。5- 羟色胺存在于大脑和脊髓中，能调控射精行为，5- 羟色胺水平越高，射精潜伏时间越长。

一些器质性疾病，譬如脊髓系统疾病——多发性硬化、脊髓肿瘤、癫痫发作，或大脑皮层器质性病变（如卒中）等，可能导致射精失控。

紧张、激动也是早泄的诱因。无论是原发性早泄还是继发性早泄，治疗方法没有太大差异，后面我们会有提及。

**手淫会导致脱发或白发吗？**

关于手淫，我科普了无数次：适度的手淫是有益于人体健康的性活动，无论男性还是女性。真正有害的不是手淫，而是对手淫的妖魔化。

别说"戒色吧"了，就是在中国几大门户网站的健康板块，也有对手淫的不正确评价。中国的医学知识科普水平参差不齐，很多书店充斥着大量的不科学的所谓养生书籍，导致老百姓信任那些所谓的"专家"。我以科普男科知识和泌尿系疾病知识为主，经常觉得无能为力，与其说我们有权防止错误，不如说我们有权不坚持谬误。

就拿脱发来说吧，青年男性的脱发一般是雄激素性脱发，俗称脂溢性脱发，它与男性体内的雄激素（睾酮和双氢睾酮）水平有关。睾酮会转化为双氢睾酮，双氢睾酮除了维持男人的正常性欲外，还能让肌肉更发达。但双氢睾酮太多也会坏事：使头发毛囊早熟，导致头发的生长周期缩短，出现脱发。

当然，也有极少数手淫发烧友或纵欲过度者会出现脱发。这种情况属于神经性脱发，巨大的精神压力、罪恶感造成精神萎靡，自主神经或中枢神经机能发生紊乱，毛囊毛乳头发生改变和营养不良，导致毛发生长功能被抑制，毛发遂进入休止期，从而出现脱发现象。

那手淫会不会加重雄激素性脱发呢？不会的。

如果是长期手淫呢？会不会导致身体雄激素水平一直较高，加重脱发？也不会。

拿我自己来说，我的头发一直比较少，是遗传的关系。以前我喜欢留长发，显得头发多一些，可以掩饰自己头发先天稀少的不足，几十年来，一直这样，而且头发属于油性，一天不洗就搅成一团了。好在不经常脱发，不然，早就"千山鸟飞绝，万径人踪灭"了。

我每次去理发，理发师都双眉紧蹙：你的发质太软，不好打理。似乎每一位理发师都喜欢硬朗的头发，头发实在不够硬朗，他们会喋喋不休，一轮又一轮地讲关于脱发的恐怖故事，让你背脊发凉。头发竖起，理发的过程立即变得容易，三下五除二就完事了。

随着年龄的增长，我以为自己的头发会更加稀疏，甚至谢顶，谢成齐达内的那种最好，理发特轻松、特愉快，无所谓中分或偏分，中场空档不要太大就行。可是，迄今我的头发也没什么变化，我只是把头发打理得更短，这样显得更有精神。

网络上有很多传言，比如秃头男性、发际线后移的男性性欲强，果真如此吗？非也。

不过，美国堪萨斯州有一项针对 879 名男性的调查，被调查者年龄在 40 ~ 60 岁。结果发现，性欲旺盛的中青年男性发生脱发的可能性更大。

在我看来，这项循证医学证据的调查并没有多大的意义，因为曾经有一些性欲减退的男性曾盲目地补充雄激素，但治疗效果惨不忍睹。

至于雄激素性脱发，得看皮肤科医生，不少医生喜欢用保法止（非那雄胺）治疗雄激素性脱发，效果良好。

那么白发呢？有个 23 岁的研究生曾问我：他有十来年的手淫史，最近 4 年，他白发丛生！他担心与自己手淫有关，问我怎么让头发白转黑。

其实，少白头与手淫也没有关系。少白头的情况有以下几种特征：

一、少白头在青少年或青年时发病。

二、最初头发有稀疏散在的少数白发，大多数首先出现在头皮的后部或顶部，夹杂在黑发中呈花白状。

三、白发可能逐渐或突然增多，但不会全部变白。

四、部分病人在诱发因素消除后，白发会不知不觉减少甚至消失。

少白头除了家族遗传因素外，还有其他很多原因，譬如不良饮食习惯、营养不良、紧张情绪、环境污染等。

近年来的研究发现，头发的色素颗粒中含有铜和铁的混合物，当黑色头发含镍量增多时，头发就会变成灰白色，因此重金属污染与白发也有关系。

短时间内头发大量变白，可能与过度焦虑、悲伤等严重精神创伤或精神过度疲劳有关系。

话归正题，如果因手淫导致少白头的话，此时需要做的是：第一，看皮肤科医生；第二，找心理医生咨询，克服心理焦虑；第三，随时提醒自己，适度手淫是正常的性行为，有益身体健康，避免过度手淫，以免加重身体负担。

## "忍"字头上有把刀

有位 27 岁的男性，手淫史约 12 年。因为手淫时一味求快、求爽，他从 23 岁起就有阳痿早泄的症状。虽然通过药物及行为疗法有了一定的改善，但另一个问题跟随而来：出水多，一直没法缓解。比如以前跟女朋友牵手亲吻只会勃起，后来就变得水流不止，到脱衣解带时内裤已经湿了一大片。而且，对于日常生活中的性刺激，只要有勃起就会有溢液，晚上回家后，换洗衣服时会发现内裤上都有白斑。女朋友总笑他。

那么，这种症状对身体有无影响，有什么方法可以缓解或者根治？

男性在有性冲动时，阴茎充血增大，尿道外口出现少许透明状分泌物，是精液的先头部队，由前列腺液、精囊腺液、尿道旁腺液的混合液共同组成。

而不同男性的分泌物，分泌量有很大差异，如同射精时精液量的差异。

正常男性，一次排精正常量大于 1.5 毫升。

精液量 > 6 毫升，多见于禁欲时间长者，伴有前列腺炎症、精囊炎症者。

精液量 0.5 ~ 1.5 毫升，多见于近期房事频繁者、取标本时洒落者、先天性精囊腺发育不全者、雄激素分泌不足者等。

精液量 ≤ 0.5 毫升或无精液排出，多见于逆行射精者、不射精者、输精管梗阻者，包括输精管、精囊腺发育不良。

所以，这位男性完全没有必要大惊小怪，他根本没病。水多，说明身体健康，恭喜他，好好享受生活吧。

如果要想减少分泌物，方法就是周期性地释放性欲。

忍精不射作为中国一种古老的房中术曾备受推崇，但科学是迷信最有效的解毒剂，随着现代医学的飞速发展，大家都认识到了，偶尔一次忍精不射可能会提高性生活的质量，但习惯成自然的忍精不射却有太多害处。

大脑、脊髓的射精中枢传达射精指令，多巴胺系统促进射精，5- 羟色胺激活系统抑制射精，关于射精的神经生理学原理直到现在也没有完全搞清楚。如果坚持忍精不射，神经系统和内分泌系统就会互相残杀。

记住：任何违背正常生理活动的行为都有损健康。忍精不射对身体的影响，具体表现在哪些方面呢？

首先是生理障碍，长时间充血会使前列腺、精囊腺的毛细血管扩张，诱发前列腺炎、精囊腺炎。睾丸、前列腺、精囊腺都准备好了，你却让它们在百米冲刺的过程中停下，它们自然会很不爽，依然气喘吁吁、面红耳赤，保持长时间热血沸腾的状态。

其次是功能障碍，长时间忍精不射会诱发勃起功能障碍和不射精症。

最后是心理障碍，长时间忍精不射的人，大脑皮层处于紧张、焦虑状态，会诱发神经衰弱综合征。

## 正视不可言说的癖好

曾有位 28 岁的男生有严重的恋足癖，从初中开始，他一看到女性的美足就忍不住撸一发，但如今感觉自己早泄很严重，基本上"秒射"。服用了我推荐的必利劲后效果不是很理想，但使用杜伊特就十分有效，基本上是想什么时候射就什么时候射。

不过，针对这种敏感性早泄，有没有解决办法呢？

先来说说恋足，恋足是指对同性或异性的足部或其鞋袜有特殊的迷恋，而这种迷恋往往超过对其身体的兴趣。有这种爱好的人被称为恋足者。

恋足属于恋物癖的一种，不少专家认为，恋足癖属于性倒错中的一种。恋足有两个特征：一、同性或异性的足部或鞋袜才能激发其更强的性欲，几乎把恋足当成性爱的一种仪式。二、有被虐倾向。

其实，诸如恋足癖、露阴癖、异装癖等，诊断都需要满足下列两个基本条件：

一、由行为本身而非与此行为相关的社会污名引起个人情绪问题。

二、行为给他人造成生理和心理伤害，或者为了满足自身的性需求强迫他人，在他人不情愿的情况下发生关系。

简而言之，对于恋物癖，如果本人觉得没问题，又不对他人造成影响，无须干涉诊断，也不需要治疗，因为诊断和治疗本身反而可能对其造成伤害。

如果是恋足导致的早泄，其治疗方法与其他类型早泄的治疗方法差不多。

5-羟色胺再摄取抑制剂（以舍曲林为代表）能够延长射精潜伏时间，已成为治疗早泄的常规用药。也正是因为有此功效，才诞生了FDA（美国食品药品监督管理局）和CFDA（中国国家食品药品监督管理总局）批准上市的唯一针对早泄的专用药达泊西汀（必利劲），同属5-羟色胺再摄取抑制剂。

不过，舍曲林只对40%~50%的早泄病人有效。

必利劲呢？大概对70%的病人有效，能够延长射精潜伏时间2倍~4倍。

关于早泄，必利劲官方网站设置了一个问卷，具体如下——

一、爱爱推迟"释放"，你能否掌握住？

完全能——0分

能——1 分

勉强可以——2 分

基本不能——3 分

完全不能——4 分

不想——5 分

二、"发射"却控制不住的情况，你有过吗？

（几乎）没有——1 分

小概率事件——2 分

半数情况下有过——3 分

经常会有——4 分

几乎一直——5 分

三、一点点刺激会让你尴尬地"缴械投降"吗？

完全不会——1 分

偶尔会——2 分

半数情况会——3 分

经常会——4 分

几乎一直都会——5 分

四、你曾为过早"释放"感到沮丧吗？

从来没有——1 分

偶尔会——2 分

有点困扰——3 分

很困扰——4 分

崩溃了——5 分

五、你是否担心自己的"时间"会让对方不满意？

完全不担心——1 分

偶尔担心——2 分

比较担心——3 分

很担心——4 分

特别担心——5 分

如果所有评分加一起不足 15 分，那就没必要使用药物治疗，主要采用性行为训练和物理治疗方法，包括使用延时型避孕套、延时型喷雾剂；如果超过 15 分，则在性行为训练和物理治疗方法的基础上加上药物治疗——必利劲。

## 快乐，真的没有性别之分

有位 24 岁的单身女生曾问我：处女该如何很好地解决自己的性苦闷？她说除了身体上的痛苦，还出现了睡眠、情绪等问题。她有多年的手淫史，也懂得用手和工具获取阴蒂高潮，但依然感觉不能从根本上释放和满足，她用了"扬汤止沸"来形容。她没有男朋友，尝试过结交陌生人，但因为珍惜自己的第一次，渴望性爱合一，再加上其他种种安全顾虑，她只停留于聊天阶段。

其实，男生能手淫，女生自然也能。

早在 19 世纪 80 年代，英国的内科医生约瑟夫·莫蒂默·格兰维尔（Joseph Mortimer Granville）就发明了第一款女性振动棒，他将其设计成为一个巨大的阳具，但不能公开销售。许多女性趋之若鹜，医生也赚了个盆满钵满。

其实，手淫的需求很高。在中国，成人用品的销售额每年已达数百亿元。而在美国，一项大规模的统计数据显示：美国在校女大学生每月手淫次数的平均值为 4.7 次。

事实上，手淫对女性来说，并无坏处：首先，手淫是免费的、无不良反应的"安眠药"；其次，手淫可以帮助女性了解自己的身体，是进行自我探索的最佳途径，恋爱之后，能够很快进入性爱角色，让性爱充满乐趣。

无论是在欧美国家还是在中国，有一个鲜为人知的事实：有 10% ~ 20% 的女性，手淫是其实现性高潮的唯一方式。

最后，更多的研究表明，手淫有助于预防霉菌性阴道炎，有助于缓解痛经和其他疼痛。而且，手淫次数多的女性，往往有较高水平的雄激素，更容易产生飘飘欲仙的潮吹现象。即使有了正常的性生活，一些女性的手淫也不会戛然而止。

再延伸说明一下，有的女生的手淫，起始于看成人电影或者自己身体不经意间感受到性快感，如一些女生的叙述：单杠运动中摩擦到会阴部、翻滚列车从高处快速向下类似于失重的生殖器悬空诱发性快感等，她们不知不觉地学会了手淫。

所以，我的建议是：女生不要有羞耻心，大胆手淫吧。对于手淫次数，我的意见是，想来就来一次。

最后补充一点，女生还是要保护好自己，对女性来说，随便的成本太高，有意外怀孕和感染性传播疾病的风险。

第四章

尺寸：寸有所『长』，尺有所『短』

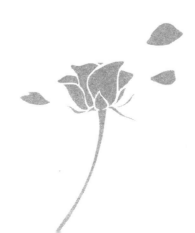

## 熟能生巧，万事之律

很多男性担心，阴茎特别短怎么办？

对于这个问题，男性首先要检讨一下，自己的测量方式是否正确。

测量长度的方法是用手把阴茎抬平，用硬尺的一端稍用力顶住耻骨联合部（就是抵住阴茎根部的骨头），然后用力下压皮下脂肪，而另一端以龟头的尿道外口为基准，测量出来的数据就是阴茎常态下的长度。

小阴茎（micro penis）是指阴茎伸展长度小于同龄或相同性发育状态人群的阴茎长度平均值 2.5 个标准差以上，但解剖结构和外观形态正常。

中国成年男性阴茎的静态长度平均为 5 ~ 6 厘米，牵拉长度平均为 11 ~ 13 厘米。至于阴茎的周径，中国男性的周径为 7 ~ 10 厘米。一般认为，成年男性的阴茎静态长度小于 4 厘米，牵拉长度小于 9.5 厘米，可以认为是阴茎短小。

关于小阴茎的定义，在泌尿外科医生中也尚存争议。多数泌尿外科医生认为，能够顺利完成性交的阴茎就不算小阴茎。决定阴茎尺寸最主要的两个因素分别是人种和遗传，阴茎的尺寸天注定，无论怎样的后天训练都不能延长阴茎。

还有一个有趣的数据：勃起系数。部分男性的阴茎疲软时较大，勃起后只大了一点，称为炫耀者（shower）。另一部分男性的阴茎疲软时较小，但勃起后超大，称为生长者（grower）。不同的男性有不同的勃起系数，一般为1.5倍~3倍。换句话说，疲软状态下的阴茎不能完全反映勃起时的水平。所以，不用自暴自弃。

如果不能顺利做爱或者在做爱过程中阴茎经常脱出体外，也许做阴茎延长术是必需的。

不过，是否实施该手术，需要在三甲医院经过泌尿外科医生严格评估后决定。

另外，影响阴茎长度的因素还有身高、体重。

对于成年肥胖男性，有一种说法：体重每增加5千克，阴茎缩短1厘米。其实倒不是真的缩短了，而是更多阴茎体部被埋在了皮下脂肪垫内。减肥成功，被埋在皮下脂肪垫内的阴茎体部会重见光明，阴茎体部看起来就长一些了。所以，如果是胖子，就需要减肥了。

美国做过好几次大规模的调查，结果发现，绝大多数成年女性认为，阴茎的长度并不重要，最重要的是阴茎的硬度和性爱技巧。

在女性眼中，硬度是雄性气质的充分表现，带有百分百的男性荷尔蒙气息。女性对性爱的体验，是一种从身体蔓延到心灵的独特感受。张爱玲曾经写过一句非常著名的话："到女人心里的路通过阴道。"因为这条路和心路一样柔软无比，对任何刺激都异常敏锐。不过，它对探寻者也无比挑剔，太过温存、柔弱无力或犹豫不前，都会被拒之门外。

所以，无须为阴茎短小自卑，只要阴茎勃起时的长度大于8厘米，几乎均能体面地完成性爱过程。

除了长短，还有几个男性比较关注的问题：男性平常需不需要保养阴茎？为什么有人的阴茎硬起来的仰角可以达到八九十度，有人的只有三四十度？阴茎正常的硬度时间究竟有多长？又该如何保养好肾脏？

首先需要说明的是，阴茎是不需要特别护理的，每天清洗一次就可以，但没有必要过度清洗，尤其是使用碱性肥皂清洗，否则反而会破坏包皮内板与龟头之间空隙的内环境。除了排尿，阴茎需要经常排精，周期性的性生活有助于维持性功能。

再来说说阴茎勃起的角度问题。

阴茎勃起时，以站立时大腿纵轴为零度，上翘超过 90° 即为正常。其实最好的勃起角度就是 90°，可以向四面八方"扫射"。上翘角度太大，看起来威猛无比，反而不方便投入复杂的战斗；小于 90°，靠近大腿，则没有精气神。

不过，勃起角度只是一个指标，每个男性的勃起角度都略有差异，在硬度足够的情况下，这一指标可有可无，只要不妨碍正常的性生活，不必成天牵肠挂肚。

其实阴茎是一个非常奇妙的玩意儿，在有性刺激的情况之下，它会不由自主地勃起。阴茎的勃起硬度分为 4 级，与豆腐、剥了皮的香蕉、没有剥皮的香蕉、黄瓜一一对应。性功能正常的男性，其阴茎硬度可以游刃有余地在 4 级之间变化。做爱时，阴茎硬度至少得达到 3 级。

对于肾脏的保养问题，我们得先了解一下肾脏的结构和工作原理。

正常人有两个肾，左右各一个，每侧肾脏有 100 万 ~ 150 万个肾单位，两个肾加起来就有 200 万 ~ 300 万个。我们姑且把肾单位当成肾脏这个巨大工厂的工人。对这个工厂而言，在 200 万 ~ 300 万工人中，只要有 80 万工人在岗就行了，大家轮流上班，其乐融融。

也就是说，只要 1/3 数量的肾单位正常运作即可发挥正常的肾功能，另外 2/3 数量的肾单位是肾脏的机能储备，这也是进行单侧肾脏移植的理论基础。在身体健康的情况之下摘除一个肾，仅凭另一个肾也足以维持生命的正常运转。只不过闲下来的工人少了，每一个工人的辛劳程度较之前有所增加。

那提高工人积极性的方法是什么呢？悉心呵护。譬如加工资、轮流旅游，让工人时刻精神饱满。而对呵护肾单位来说，则要多喝水、规律作息、戒烟戒酒、避免接触对肾有毒副作用的物质（包括西药、中成药）。如果能完全做到上面所说的，一个肾完全可以不出任何问题。

需要记住的是：肾单位非常娇气，要是安排它们超负荷工作，它们一气之下会死亡。肾单位不像肝细胞可以再生。这样一来，肾单位进行性减少，会慢慢发展为肾衰竭。

## 自定义安装出厂设置

男性有一个出厂设置是需要选择安装的，那就是包皮。

有的男性的龟头是完全露出的，但他们感觉包皮有点长，想割掉。那包皮到底要不要割呢？割与不割有什么差别呢？割包皮有年龄限制吗？

先强调一点，割包皮没有年龄限制。

我做过的包皮环切术中，最年长的病人 86 岁。反复发作的包皮炎、龟头炎造成的包皮挛缩，使病人痛苦不堪，因此必须行包皮环切术，不过病人还有糖尿病，导致术后 1 个月伤口才基本痊愈。

追溯包皮环切术的历史，还是挺有趣的。除去宗教信仰和民族习惯，进行包皮环切术的主要原因在于预防性传播疾病和阴茎癌。据说"二战"时期，巴顿将军麾下的将士经常因为包皮炎和包皮溃烂而丧失战斗力。后来，巴顿将军望着前方的重峦叠嶂，愤然决定让将士们割包皮。不再叉开双腿捂着裤裆的将士们骁勇善战，在一定程度上改变了"二战"的格局。

相当长一段时间内，美国医生认为对男婴施行包皮环切术对婴儿有益，这在 20 世纪 70 年代达到高峰，超过 80% 的美国男婴接受了包皮环切术，之后接受包皮环切术的比例逐渐走低，到 21 世纪初，美国男婴施行包皮环切术的比例大概是 60%。

2008 年，美国国家卫生研究院（National Institutes of Health，NIH）终止了两项包皮环切术的临床试验，因为结果清晰地表明：包皮环切术可以有效预防艾滋病，接受包皮环切术的男性比未接受者感染 HIV（人类免疫缺陷病毒，即艾滋病病毒）的概率至少降低了 51%，相关论文发表在《柳叶刀》杂志上。

如今，包皮环切术成为世界上常见的男科手术。美国已有许多区域性的规范化包皮环切中心，这与中国部分男科医院天花乱坠的虚假广告宣传形成鲜明对比。

对成年男性来说，如果包皮炎、龟头炎反复发作，合并包皮过长，包皮环切术也是有效的治疗手段。

其实，在人类的祖先茹毛饮血的原始年代，包皮还是很有用处的，后来人类慢慢穿上了裤子，包皮对龟头的保护作用就不那么重要了。

包皮还有其他的好处，主要有两点：1. 美国的一项调查发现，多数女性喜欢天然状态的阴茎。2. 做爱或手淫时，包皮内外板的皮肤处于滑动状态，有着令人舒服的"滚动"感（rolling bearing），而成年男性盲目地进行包皮环切术，可能导致滚动感的消失。

相当一段时间内，泌尿外科医生认为：男性龟头长期被包皮包裹，极少与内裤摩擦，所以表层细嫩，性交时，龟头在女性阴道里充分暴露，对摩擦、温度变化极其敏感，是导致早泄的原因之一。所以，10 多年前，很多医院把包皮环切术作为治疗早泄的手段之一，后来发现效果并不理想。美国约翰·霍普金斯大学罗纳德·格雷（Ronald Gray）的研究小组将超过 2000 名男性分为两个组进行双盲试验：一组男性在为期 2 年的研究期开始时做了包皮环切术，另一组男性一直不做。当问及性欲、性功能和性满意度时，研究者发现两组男性并无明显差异。

国内的一些医院针对包皮环切术治疗早泄的作用也进行了临床研究，很遗憾，结果让人灰心丧气，严格的统计学分析结果显示，包皮环切术治疗早泄的做法得不到理想数据的支持。

那有没有接受包皮环切术后早泄症状得到明显好转的案例呢？有！这个比例还不低，占了 15% ~ 20%！（但与对照组相比，没有明显的统计学差异。）所以，当顽固性早泄的男性用尽各种方法得不到缓解时，可以尝试做包皮环切术，反正利大于弊。

包皮环切缘距离冠状沟 1 厘米左右，术后包皮刚好遮住松弛状态下的阴茎冠状沟为最佳状态，保留了性爱中包皮的滚动感。

不过，包皮环切术是有一定风险的——看似简单、有益的手术，也有极端恶劣的后果发生。

2017 年 11 月，23 岁的英国小伙子艾力克斯自杀身亡，死亡 12 小时之后，他事先设置好的遗书邮件发送到了他母亲的电子邮箱。艾力克斯希望母亲公开他自杀的原因，以帮助更多因割包皮而受害的病人，以及挽救更多人不受此伤害。

艾力克斯在遗书中写道，做完手术后，他的阴茎头部没有包皮包裹保护，变得极为不适。他形容这种感觉就像把眼皮割掉之后眼球的情况。

艾力克斯描述的不适，首先是阴茎头部受到外界过度刺激所带来的。

他在信中还写道，连衣料的摩擦刺激都让他难以忍受，甚至感到疼痛。对热爱运动的艾力克斯来说，这是极为痛苦的，他甚至不得不放弃自己热爱的滑雪。

接踵而来的是勃起功能障碍、瘙痒和烧灼感，尤其是来自手术留下的瘢痕位置的烧灼感。最终是阴茎感觉丧失。

艾力克斯称，他至少失去了 75% 的感觉，无法正常进行男女交往。更糟糕的是，他不知道该向谁求助，也不知道这个情况是否还能改善。

不过在中国，还没有如此极端的病例报道，事实上，包皮环切术在中国已经蔚然成风。我做过的包皮环切术超过 5000 例，迄今没有收到任何一例负面反馈。

包皮环切术的远期风险可以概括为以下几点：

第一，医生手术技艺不过关，譬如行传统手术的时候，相当于徒手画一个圆圈，在修剪过程中可能出现锯齿状，最后的成品就是一根"狼牙棒"了。

第二，不少医生对系带部分处理得不好，术后形成一团赘肉，很难看。

第三，造成稳固性的淋巴水肿，甚至数年不消退，看起来像是在龟头上套了一个游泳圈。

第四，包皮内板、外板的对合缝合要求十分精细，对合不好，龟头会偏向一侧，成为歪脖子。

第五，切除得太少，需要进行二次手术。切除得太多，包皮不够用了，造成性交疼痛和滚动感消失。

以上说的这些都是远期并发症，近期并发症呢？

首先，感染。不过出现感染的概率很小，就算导致伤口裂开，包皮强大的"爬行"能力和修复能力依然能够让伤口愈合。

其次，出血。多发生在止血不彻底的情况。对于轻微的出血，用棉签压迫出血部位 10 分钟，一般可以止血。而大量出血，往往与较大的动脉、静脉重新开放有关。

曾有个病人的术后大出血经历让我记忆犹新。那个病人当时 19 岁，是一名大学生，当时他向我电话求救，我正从成都飞上海。后来，他急中生智，利用轮胎漏气的原理，将整个阴茎泡在一盆水里，迅速找到出血部位，用棉签压迫半小时，成功止血。

但上述做法并不建议各位效仿，术后大量出血，需要去医院进行再次止血。术后感染和出血的比例是 1% ～ 3%，由我主刀完成的包皮环切术，出现感染的病人只有 1 例，而出现术后出血的有 10 多例。

总结一下，割与不割的差别在哪儿呢？

割了，阴茎更卫生，性传播疾病（尤其是艾滋病）的发病率降低。

不割，也没有关系。成年男性，有反复发作的包皮炎、龟头炎，才强烈建议手术。如果龟头能够完全露出，即使包皮有点长，也可以不割。


## "金枪不倒"未必是好事


来看一组很有趣的统计数据：以男性为例，美国人以年均做爱127次名列榜首，希腊人以年均117次列次席，南非人年均116次居第三，德国人以年均105次排在第八名。

中国男性的年均做爱次数在100次以下，低于欧美男性。这是为什么呢？

一、人种和遗传基因。

二、中国虽然处于高速发展阶段，已经成为世界第二大经济体，但与蓬勃发展的经济不相称的是，中国人的性意识并没有欧美开放，相对拘谨一些。

三、美国男性人均性伴侣16个，美国女性人均性伴侣10个，相比而言，中国男女的性伴侣数量显著偏低。性伴侣数少于欧美，性爱次数自然也逊色一些。

四、有些佛系青年讲究怎么都行、不大走心、看淡一切的活法，无欲无求，这也导致中国人人均做爱次数降低。

五、在中国白领阶层中，大约有 40% 的男性患有不同程度的性功能障碍。

六、抑郁症、失眠，以及心理疾病人群的增加。

七、各种治疗性功能障碍的药物的滥用。

八、还有一个非常重要的原因：滞后的性教育。

美国宾夕法尼亚州比兰德学院曾对上千名志愿者进行调查，最后发现，7 ~ 13 分钟是实质性生活的"黄金时长"。当然也有专家对此提出异议，认为15 分钟是最理想时长。我个人认为，30 分钟也未尝不可，但超过 30 分钟，快感程度骤减，就没啥意思了。如果总是小于 3 分钟，属于早泄，就需要治疗了。

这就要提到两种药品了：倍洛加延时喷剂和万艾可（伟哥）。

倍洛加延时喷剂是日本自主研发的延时喷剂，1999 年首次在日本公开面世。倍洛加最早用于日本男优，因为效果良好，逐渐风靡全球，经过数次改良，已成为全世界销量第一的延时喷剂。倍洛加的作用机理是：降低龟头敏感度，提高射精阈值。

万艾可是 FDA（美国食品药品监督管理局）核准通过的第一个治疗男性性功能障碍的口服药，它能够有效地提高阴茎勃起硬度，于 1998 年在美国上市。万艾可不是春药，只在性刺激时有效。

倍洛加延时喷剂和万艾可是日本男优的标配，他们的"金枪不倒"就是这样炼成的。

金枪不倒其实很难受，阴茎疲软的不应期其实是保护阴茎，避免身体坏掉的贤者模式。阴茎勃起超过 4 小时，属于阴茎异常勃起，多与镰状细胞贫血和白血病相关。而万艾可一种极其少见的不良反应，就是阴茎异常勃起。

阴茎异常勃起需要去医院进行紧急处理：阴茎海绵体放血，持续冲洗海绵体，甚至需要做海绵体分流术。所以，你还想要金枪不倒吗？

相关研究表明，男性腰胸比（waist chest ratio，WCR）越小，对女性的吸引力越大。肌肉男也不会比普通男性有更出色的性功能，无论男人有没有强壮性感的肌肉，性能力都会随着年龄增长而变差，这是自然规律。

其实，通过锻炼、必要的药物辅助，通常都可以让性爱达到令双方满意的程度。这足够了，不要贪婪，俗话说"贪财而取危，贪权而取竭"，贪色同样不可取。

## 爱是否会留下痕迹？

有这么一句耳熟能详而且流传甚广的谣言："黑了木耳，紫了葡萄，软了香蕉。"

实际上，大小阴唇的颜色，与性生活次数根本没有关系。人体的其他部位，譬如手肘、膝盖，经常摩擦会出现皮质层增厚、颜色变深的现象。但女性外生殖器的表皮结构有些不同，经常摩擦，也不会出现大的变化。倒是其他原因可能造成会阴部和大小阴唇的肤色发黑，如违反常规的阴道冲洗。

肤色的深浅取决于黑素细胞的数量。黑素细胞位于皮肤表皮的基底层，身体每个部位的黑素细胞分布情况不一样，在外生殖器及周围，数量就多得多。性激素会催生黑素细胞产生黑素，女孩经过青春期发育，性激素分泌达到成人水平，看似娇嫩的会阴部和大小阴唇肤色会变黑，这只能说明女孩成年了。

有了性生活之后，女性的性激素水平依然非常稳定，会阴部和大小阴唇的肤色也不会出现太大变化。

当然，因为每位女性的黑素细胞数量不一样，所以有些女性的会阴部和大小阴唇的肤色深一些，有些女性浅一些。

因为性激素少，少女的会阴部和大小阴唇的肤色一般呈红色，而老年女性的会阴部和大小阴唇的肤色一般呈灰白色。

另外，女性私处毛发的疏密程度与遗传有关。其实对男性而言，有人喜欢浓密的，有人喜欢稀疏的，女性最重要的是对自己身体的足够自信，私处毛发的疏密程度就随它去吧。

至于号称能够让私处变粉的褪黑素阴膜，其实是一种忽悠，长期使用反而会导致大小阴唇受损，性交时容易造成疼痛、大小阴唇撕裂。所以还是免了吧。

## 相面看不出长度

有位女孩子回家相亲，在她的家乡，由于家长催得急，很多人认识不到 2 周就结婚了。这位女孩子对性生活要求不低，无法接受无性婚姻，因此想提前了解对方这方面的情况，可当面询问总觉得难以启齿，又怕被认为是很随便的人。后来，她从网上看到一个说法：看男人的中指长度和粗细可以判断其阴茎大小和性能力。

真的是这样吗？有没有办法从面相或手相上判断一个男人的性能力呢？

答案是没有。体毛的多少、鼻子的形状和大小、手指的粗细等，只与人种和遗传有关，与性能力的强弱没有任何关系。

从古猿时代直到今天，人类经过了漫长的进化过程。人的体毛不可避免地从皮肤上纷纷溃逃，仅留下头上、腋下和私处作为体毛最后的根据地。而皮肤上其他稀疏的残留毛发，被视作毫无美感的野蛮象征（尤其对女性），在人类文明史上遭到嫌弃。

其实体毛浓密也有好处：阻挡了臭虫，而且为其他寄生虫入侵身体设置了障碍物，譬如蚊子、扁虱和水蛭。但是体毛太过浓密也有坏处：容易藏污纳垢，不太卫生。

鼻子太大普遍被认为不美观，它与阴茎大小也没有关系。而且目前的医学技术，对阴茎发育无能为力。

有一项奇葩的研究认为，食指和无名指长度之比是睾酮水平的生物标记，同时还与雄激素受体的敏感性相关，而睾酮水平和雄激素受体对阴茎发育都有重要作用。右手无名指比食指长的男性，也就是所谓的阿尔法男，拥有更高的性能力。

真的是这样吗？无稽之谈。

前面已经说过了，决定阴茎尺寸有两个关键因素：人种和遗传。换句通俗易懂的话就是：尺寸天注定。

## 束缚彼此的爱存在吗？

有研究者认为，在某些极端情况下，由于双方精神高度紧张，一旦受到惊吓，女方会产生非常剧烈的阴道痉挛，导致阴茎钳持。

有一类故事是这么讲的：某一对男女在不合适的场所做爱，由于受到惊扰，女方突发严重的阴道痉挛，导致男女双方下体无法分开。于是，两人只好裹条毯子，让人用一副担架抬到医院解决。有一个学术名词就是专门用来描述这种情况的，叫作"阴茎钳持"（penis captivus）。

这个故事被讲得有声有色，听众听完基本没有不信的。但这种事到底是不是真的？答案恐怕是否定的，因为从来没有证据证明它是真的。

有一则故事发生在 1923 年的波兰。有报道称，两个年轻学生在花园里亲热的时候发生了这种事。由于记者过分激情地渲染，之后这两个学生羞愤不已，饮弹自尽。

不过，这事主要是记者在起哄，并没有来自专业医生方面的说法。

然而，阴茎钳持也确曾有过一个著名的看似真实的"病例"，被刊登在 1884 年费城的一份医学杂志上，引起一片热议。不过，人们后来发现，这件事其实是当时该杂志的编辑威廉·奥斯勒（William Osler）的一个恶作剧。他本人其实是个货真价实的医生，也是美国约翰·霍普金斯大学医学院的创始人之一，难怪他开个玩笑就有人信了。

奥斯勒之所以编造阴茎钳持的病例，是因为他认为他的一位同事发表的一篇关于罕见的严重阴道痉挛的文章纯属扯淡，他气不忿，于是化名艾格顿·戴维斯（Egerton Y Davis），编造了一个由于严重阴道痉挛导致阴茎钳持的病例，并投给杂志社。但令他没想到的是，这件事被当真了，而且还被登了出来。

结果，这一"病例"从此就成了阴茎钳持的一个经典，尽管后来被证明造假，但却一直被广泛引用，甚至到了1979年，还有人认为阴茎钳持或许是可能的，因为有这个"病例"的存在。

也有研究者认为，肛提肌在阴道痉挛时也会强劲地挤压阴道，让男女双方无法分开。尽管这些说法听起来有点道理，不过目前相关领域的专家的普遍观点是，这种事情不大可能发生。因为从正常的阴道结构和阴道括约肌的特性来说，阴道痉挛固然有可能导致疼痛和阴茎无法进入，但阴道括约肌没有足够的力量使阴茎无法拔出。

而且，在前面提到的著名"病例"被证明是个玩笑之后，近一个世纪以来，虽然常有传闻，但始终没有可信的相关医学记载和研究。

## 谣言止于智者

如果你看到以下的三种说法，你会有什么反应：第一种，阴茎长期不用，会退化到1～2厘米；第二种，吸烟会让阴茎变小；第三种，吃小龙虾会溶解阴茎！

有的男性看完可能瞬间害怕了，下意识会护住自己的下体，感觉好像没有明显变小，但是内心还是害怕。

阴茎缩短、变小，最常见的原因有以下三种：

首先，阴茎硬结症（peyronie's disease），其特点是白膜周围出现纤维性斑块，可引起阴茎弯曲及缩短，导致痛性勃起及性交痛。我的一位病人就属于这种情形，根据他的描述，患病后他的阴茎缩短了 3 厘米。

其次，前列腺癌病人接受激素加放疗联合治疗。

土耳其的安卡拉大学的阿莫·哈利洛格卢（Ahmet Haliloglu）博士及其同事研究了 47 例患局限或局部进展期前列腺癌的男性，在接受治疗后阴茎长度的变化情况。2002—2005 年，这些病人每 3 个月接受一次醋酸亮丙瑞林或戈舍瑞林注射，总量 3 针，持续 7 周，接受 70Gy 剂量的放射治疗。结果发现，在治疗开始时，患者的平均阴茎长度约为 14 厘米，18 个月之后，平均阴茎长度显著缩短为 8.6 厘米。

最后，男性雄激素的下降。有数据表明，30 岁以上的男性雄激素水平每 10 年下降约 10%。

1939 年，土耳其的心理学家海勒首先提出"男性更年期"这一概念，到 1994 年，奥地利泌尿学会提出了"中老年男性雄激素部分缺乏症"，这大约就是所谓的男性更年期。

男性更年期的主要表现是勃起功能障碍，其次是阴茎缩短，但这种缩短非常微小。

至于吸烟导致阴茎缩短，完全是信口雌黄。而吃小龙虾导致海绵体溶解，其实根本就是个玩笑。吃小龙虾导致的横纹肌溶解综合征仅仅是一种食物中毒。

引发病症的并非小龙虾本身的成分，而是生长在某些水域的小龙虾富集的其他生物产生的一种毒素。而且可能导致横纹肌溶解综合征的食物不仅仅是小龙虾。

所谓横纹肌溶解综合征，是指一系列影响横纹肌细胞膜、膜通道及其能量供应的多种遗传性或获得性疾病导致的横纹肌损伤，这种情况下，细胞膜的完整性发生改变，细胞内容物（如肌红蛋白、肌酸激酶、小分子物质等）漏出，多伴有急性肾衰竭及代谢紊乱。

所以，没有必要杞人忧天。

## 该直的时候，别弯下去

网上有许多关于阴茎弯曲的讨论。有人说弯曲的形状会影响女方的体验，往上翘是最好的。另外，对于阴茎弯曲矫正手术，也有不同说法，有人说，做了这种手术后，阴茎的功能和长度会受到影响。

弯曲的阴茎究竟有没有必要矫正呢？到底有没有最佳形状呢？它对性生活的影响到底有多大呢？

阴茎弯曲分以下两种：1.生理性弯曲，譬如勃起时稍微有点下弯，多数属于正常状态。2.病理性弯曲，多数男性勃起时呈完全挺立状态，上翘成一个角度，但是也有一些人的阴茎会侧弯，这种一般是病理性的。

导致阴茎弯曲的原因主要有以下几种：1.先天性尿道下裂伴阴茎下弯。2.包皮系带过短，牵拉龟头引起阴茎下弯。3. 蹼状阴茎，简单点说，就是阴茎根部与阴囊连接部太高。4. 阴茎海绵体白膜异常，一侧海绵体白膜较多，把阴茎拉向另外一侧。5. 阴茎硬结症。6. 阴茎外伤后导致的阴茎弯曲。

我的治疗建议是：

首先，一定要去三甲医院泌尿外科就诊。

其次，倘若属于生理性弯曲并且不影响性生活，不需要处理。一般认为，阴茎勃起后向上弯曲角度小于 40°，向下或向左右两侧弯曲的角度小于 30°，男女双方性生活又满意的话，不必治疗。

最后，如果是病理性弯曲，影响了性生活，应当先观察等待，找出正确的病因，根据不同发病原因采取不同的手术方法。

阴茎弯曲在性生活中可能对女性阴道产生部位不平衡的刺激，影响男女双方的快感程度，可以通过姿势的改变来纠正，譬如使用男女身体交叉位，即使是女上男下的观音坐莲位，女性也可以通过一定角度交叉运动。

对少部分女性来说，男方阴茎弯曲可能是福音。有一项很有意思的调查发现，达到阴道高潮（G 点高潮）的女性，往往觉得阴道里有一个"点"，而恰到好处的阴茎弯曲反而容易让这个点受到刺激。

其实对多数女性来说，阴茎弯曲的影响不大，因为多数女性的高潮是阴蒂高潮。

阴茎弯曲，更多的是影响男性的性生活体验，满意度较差。对此，我还是建议手术治疗。

阴茎海绵体白膜异常造成阴茎弯曲的患者，在手术后阴茎可能变短，因为要切除多余的海绵体白膜或者折叠缝合海绵体白膜。不过，手术之后性功能不受影响。

如果身体各项检测结果正常，也没有影响到性生活，阴茎稍微下弯通常不是海绵体白膜异常所致，不需要做特殊处理。

## 尺寸并不是终结话题

近几年，网络上风靡一种号称能够增加阴茎尺寸的 JELQ 法（俗称阿拉伯挤奶法）。

简单说说它的原理：1. 通过牵拉阴茎的长期训练来实现阴茎延长的目的。2. 在阴茎半勃起状态下，拇指与食指做成一个 OK 环，从阴茎根部以挤奶的方式推挤，让更多的血液潴留在龟头部位，实现增粗的目的。

实际上，JELQ 法是一种不靠谱的阴茎延长及增粗的方法。拉伸阴茎海绵体白膜及阴茎深、浅悬韧带来达到阴茎延长的目的，这种方法极有可能导致白膜损伤，阴茎深、浅悬韧带损伤，性爱体验反而变得更差；至于增粗，完全是痴人说梦。

那么，有没有其他方法能实现阴茎的延长和增粗呢？

有的，通过手术——阴茎延长术。

要实现阴茎延长的目的，需要切除阴茎的深、浅悬韧带。阴茎看起来似乎是长了，但本质上是把埋在会阴部的阴茎部分拖了出来，并不是真正意义上的延长。手术后，阴茎勃起时失去了支撑，不能上翘，耷拉得像一根丝瓜，做爱时需要用手扶着对准阴道进入，体验比手术前更差。

确实诊断为阴茎短小、性爱困难的男性，可以做阴茎延长术或增粗术，但必须去正规的三甲医院，经过医生的严格评估后进行。

再来说说阴茎增粗术，主要有以下几种类型：

第一种，自体脂肪注射增粗术。将自身的脂肪抽吸出来，然后注入阴茎皮下。一般使用的自身脂肪为腹部的皮下脂肪。

第二种，游离移植增粗术。在身体的其他部位，譬如胸腹部、臀部等取真皮脂肪瓣，游离移植于阴茎皮下，达到增粗的目的。这种方法的效果优于自体脂肪注射增粗术。

第三种，将生物材料移植到阴茎皮下，譬如 PLGA 生物支架（Maxpol-T）。

但是，绝大多数的泌尿外科医生和整形外科医生反对对男性施行阴茎增粗术。阴茎增粗术是一项高投入低回报的手术，最大弊端在于，填充的脂肪层或生物材料阻隔了阴茎本身的神经传导，反而影响性爱体验。

让人瞠目结舌的是，本来在全世界范围内尺寸名列前茅的德国人对阴茎增粗术趋之若鹜。国际美容整形外科医生协会曾透露，2013 年全球共开展了15414 例阴茎增长增粗手术，其中 2786 例是在德国进行的，数量位居第一。委内瑞拉的阴茎增长增粗手术以 473 例位居第二，西班牙则以 471 例紧随其后，排名第三。

除了阴茎增粗术以外，部分医院还可以做超微创阴茎延长术。

中国医学科学院整形外科医院的李森恺教授率先将微创技术和埋没导引技术融为一体，开创了微创阴茎延长术：在耻骨上做 1 ～ 2 个 2 厘米左右的小切口，引入内窥镜，在内窥镜直视下切断阴茎的浅悬韧带及部分深悬韧带，不但能够有效延长阴茎2～3厘米，而且可以基本不留瘢痕，大大地降低了阴茎延长术对外阴美观的影响，属于一期手术，简便易行，损伤小，功能好，术后痛苦小。这项手术尤其适用于阴茎正常或基本正常却又希望做延长的男性。

必须浓墨重彩地提醒一下：阴茎延长术具有严格的手术指征。大约有如下几种：

一、阴茎发育不良，阴毛分布和睾丸发育正常或近于正常，仅阴茎短小，勃起时长度小于10厘米，影响性生活。

二、阴茎短小畸形，阴茎常态长度小于3.5厘米，勃起时长度在6～10厘米，睾丸体积小，喉结不明显，无胡须，无阴毛。

三、烧伤、外伤或先天性发育不良（如尿道下裂）所致的阴茎部分缺损或短小。

四、先天性阴茎异位畸形。

五、阴茎静脉瘘性阳痿。

这项手术必须在正规的公立三甲医院进行，任何民营男科医院都不值得信任。很多博友在网络上搜到的几乎都是民营男科医院的广告，所谓的利用美国进口高价设备施行超微创阴茎延长术，不过是这些男科医院的噱头而已。他们从来不讲究严格的手术指征，只为追求利益的最大化，宰客没商量。

最后说几句实话吧：1.倘若女性与阴茎尺寸不一的两个及以上的男性发生过性关系，一般来说，她们更中意尺寸更大的阴茎。2.有一种女性性高潮被称为"子宫高潮"，更深的插入可以让女性获得更美妙的体验。3.尺寸偏大的阴茎往往能够诱发更强烈的女性感官刺激。

阴茎尺寸偏小怎么办呢？一句话：小归小，看技巧。所以，也不必太过执着。

# 第五章

前戏：让人几乎在爱里行乞

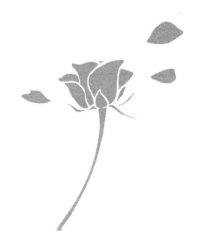

## 小兄弟穿上小雨衣更安全

曾有个男生告诉我，他平常大概1周手淫1次，有时频率会高些，之前没有和女生有过性行为。后来谈了女朋友，两人都不太懂。他在未进入之前还处于勃起状态，硬度和平时手淫时的感觉差不多，但是一戴上安全套就会软下来。他担心自己是不是阳痿了。

对于这个男生的情况，我不认为是勃起功能障碍，更多的应该是一种感受和心理问题。

针对这种情况，我给出了以下解决方案。

一、用超薄款避孕套。

一边戴套一边口交，同时配合水基润滑剂。推荐水果味的，已达到食用级别。戴上避孕套后，让伴侣继续口交，一直到开始进入她的身体为止。

如果中途疲软，那么取出阴茎后重新口交，循环往复。

另外，润滑剂会造成爱液泛滥的视觉效果，视觉与动作的双重刺激可以提高阴茎的勃起硬度。

二、服用口服药物。

目前，常用的提高勃起功能的药物有三种：万艾可、艾力达、希爱力。对出现像这个男生的情况的人来说，选择艾力达最佳，20 毫克剂量，性爱前 30 分钟到 1 小时服用，艾力达起效时间最快，药效持续 4 ~ 6 小时，能够保证阴茎在整个性爱过程中维持足够的硬度。

不过，艾力达只能帮助顺利完成性爱，并没有催情作用，在恢复信心和勃起功能后，应适时停药。

三、舍弃任何站立位的性爱姿势，在床上采取卧位，避免血液的重新分配造成阴茎疲软。

四、性爱时的膀胱储尿法，即性爱时保证膀胱储存一定容量的尿液，就是刚想上厕所时的水平（200 毫升左右），这样能够刺激性神经，有效增加阴茎的勃起硬度。

五、习惯成自然。习惯是慢慢养成的，借助技巧、药物、情趣用品，过不了多久，就习惯戴套了！

很多人不喜欢戴套，其实戴套并不是一件很麻烦的事。有人觉得戴套会导致性爱体验差，而选择其他的方法：阴道避孕环，阴道隔膜，子宫帽，杀精剂，避孕棉，体外射精。

不过，以上方法避孕的失败率较高，都容易造成意外怀孕。最方便、对人体损害最小的方法，仍然是使用安全套。

# 有"付出"才会有回报

其实前戏从来都没有固定模式，但几乎所有的成年男女都知道，刺激乳房、阴蒂能够更快地帮助女性进入状态、性欲高涨。有一组调查资料显示，大约20%的女性单纯通过刺激乳房即可获得性高潮；而另外一组资料显示，大约20%的女性单纯通过刺激阴蒂可以获得性高潮。两者相加就是40%了，果真如此吗？显然不是，阴蒂高潮才是重中之重，占了所有高潮的80%！乳头富含神经末梢，但乳房最敏感的部位不是乳头，而是乳头上1/4处的部位，对这个部位进行抚摸、亲吻，常有意想不到的效果。

先来说说用手的技巧——按摩、刺激阴蒂和阴道。这个技巧的一些建议如下：

一、按摩和刺激阴蒂体部比直接按摩和刺激阴蒂头部效果更好。

女性的阴蒂位于阴唇前联合的顶尖部，由一对阴蒂海绵体组成，阴蒂由阴蒂脚、阴蒂体、阴蒂头三段组成，是两侧大阴唇的上端会合点，是一个圆柱状的小器官，被阴蒂包皮包绕，长2～4厘米，末端为一个圆头，其尖端膨大部分被称为阴蒂头。从人体解剖结构来说，阴蒂是一个神奇而独特的器官。它是人类唯一的只与性欲激发和性感受有关的器官，其唯一的生理功能就是激发女性的性欲和快感。阴蒂充分勃起时的硬度大约相当于男性阴茎勃起硬度的3级，即没有剥皮的香蕉。阴蒂有8000多根神经纤维，是女性所有器官中神经密度最高的，以阴蒂头为中心，呈现轮状分布。

阴蒂头部有一层包皮，耐磨性好，女性临近高潮时才需要用力和大幅度地刺激阴蒂头。因此，按摩和刺激阴蒂的步骤，从阴蒂体部开始，动作最好轻柔一些，最后慢慢移步到阴蒂头。整个过程特别容易诱发女性性高潮，应适可而止。

性爱讲究三大原则：快慢结合、轻重结合、深浅结合。

阴蒂及其附近没有相应的润滑功能，如果刺激较强烈，女性阴蒂会产生疼痛，可以将阴道分泌的爱液涂抹在阴蒂上或者使用水基润滑剂。

不过，阴蒂太敏感了，大约有 1/4 的女性不喜欢让男性按摩和刺激阴蒂。

二、按摩和刺激阴道，寻找阴道前壁的 G 点。

G 点位于阴道前壁，是一块非常特殊的区域。不过，大约有 2/3 的女性不喜欢男性的手指在自己的阴道里瞎折腾。

记住：只要女性拒绝，就不要勉强。

再来说说用嘴，即口交。口交的技巧是什么呢？有以下几点：

一、口交的目标对象是阴蒂。

二、男性必须了解阴蒂的解剖结构。

三、正是因为阴蒂高度敏感，所以口交时不要直接奔阴蒂而去，而应该从外围，譬如大腿内侧、大小阴唇、阴道口，逐渐向阴蒂靠近，舌头不断搅动。

四、集中到了阴蒂后，口交的动作由浅入深，最后完全含住阴蒂头吮吸，要不了几分钟，女性会达到阴蒂高潮，部分女性还会诱发出现潮吹。口交时，女性会分泌更多的液体，即便吞咽进胃里也没有关系，胃酸会杀死细菌，而胃腺分泌的蛋白酶还会将分泌物中少许的蛋白质转变为肽。

另外一些研究得出的结论是，男性用婴儿负压吮吸妈咪乳头获取乳汁的方式进行前戏，能唤起女性心底的母爱，更容易让女性达到乳房高潮。

## 高调的事儿讲究时机

很多女生都不知道该什么时候让男朋友进入。有时，男朋友努力做前戏、为自己服务时，她们又不想对方太累或者显得自己太难搞，最后觉得"差不多了吧"，就让男朋友进入。结果，男朋友进入时阴道口疼痛，等他进去后却没感觉，等顶到最深处时感觉很不舒服，为了早点结束这种折磨，只能假装高潮。

有文章说，女性达到充分性唤起的时候，就是进入的最佳时机。但到什么程度才是充分性唤起呢？又该如何判断呢？

其实，对于前戏要多久、如何进行前戏，这些问题都没有标准答案，因为不同女生的性敏感区以及性爱喜好和表现存在很大的差异。

在我看来，前戏的时间不要少于5分钟，但也不要超过10分钟。

该如何进行爱情的前戏呢？原则上按照性敏感带的敏感指数由低到高进行刺激。当然，也可以打乱顺序，因为"男性来自火星，女性来自金星"，男女之间需要较长时间的了解与磨合。

杜蕾斯官网曾发表过一份关于男女性敏感带和敏感指数的资料。男性的一些常见敏感部位，按敏感度评分由高到低分别是：阴茎（9.00）、嘴唇（7.03）、阴囊（6.50）、大腿内侧（5.84）、颈背（5.65）、乳头（4.89）、会阴（4.81）、耻骨线（4.80）、后颈部（4.53）、耳朵（4.30）。

女性的则分别是：阴蒂（9.17）、阴道（8.40）、嘴唇（7.91）、颈背（7.71）、乳房和乳头（7.35）、大腿内侧（6.70）、后颈部（6.20）、耳朵（5.06）和腰背部（4.73）。

温馨提示，偶尔不需要任何前戏，搞突然"袭击"，可能会给女性带来意外惊喜。

那男生什么时候可以进入阴道呢？

首先，最简单的判断方法就是，女性爱液汩汩流出时，说明她的身体已经做好准备了，不会出现疼痛。

其次，看女方眼睛。眼睛是心灵的窗户。眼睛与笑容不同，不会说谎，她的柔情似水可以一目了然，此时苯基乙胺与催产素不断分泌，她会意乱神迷。

多数女性，只要一次性高潮就足够了，有些女性可以在一次性爱中达到数次高潮。对于少部分女性，男性穷尽技巧，她们也始终难以达到性高潮。但总有一些规律可循。

男女性高潮表现的方式差异很大。很多人以为男性性高潮就是射精，其实最令人销魂的时刻是似射非射的瞬间，即射精不可抑制阶段，它维持的时间太短了，以至于人还没有来得及认真体会，快感就转瞬而去。女性的性高潮表现呈多样化，五花八门，最基础的表现是彻底放松后的骨骼肌肉收缩、骨盆盆底肌肉群和肛门括约肌的有规律的收缩，随后陷入满足、惬意。

关于女性性高潮的结论，迄今性学界依旧争论不休。

阴蒂高潮是大家公认的，但阴道高潮却没有得到公认。不过有结论称，阴道高潮是存在的。

女性性高潮存在很大的个体差异，有人铭心刻骨，有人若有若无，但都是让人愉悦的感受。

最常见的情形有：1.控制不住地、歇斯底里地叫床。2.身体抽搐，骨盆盆底肌肉规律性收缩。3.短暂失忆，觉得身体悬在空中。4.眩晕，全身肌肉强直。

5. 全身瘫软无力。6. 觉得自己的身体像一朵花，从阴道某处开始绽放，快感慢慢掠过全身。7. 当然，还有其他更多的表现，极端表现是濒临死亡感、窒息感。

该如何判断女性是否达到性高潮了呢？

首先，阴道靠近外面 1/3 处扩大，骨盆、盆底肌肉群、肛门括约肌出现有节律的收缩，一般为 3 ~ 15 次，每隔 0.80 秒收缩一次，持续 2 ~ 4 秒。但并非每个女性都会出现收缩，这也是让很多男性不解的原因之一。

其次，呼吸、心率加快 2 倍以上，即使黑咕隆咚，也感受得到。

再次，类似于肌肉痉挛的肌肉强直，持续时间很短，然后瘫如烂泥。血压升高，比正常高出 1/3。

最后，血液重新分配，体内血液骤然流向体表，达到性高潮的女性满面潮红，乳头变硬、勃起。

当然以上都是一些较为呆板的数据，落实到个人也许会有一些个别差异，但是，还是可以用来当作参考标准。

## 下嘴的事儿要较真

需要注意的是，口交之前要做检查。

曾经有一个男生，和女朋友在一起 2 年，但两人在做爱时，女生会流出很浓的黄色液体，下体还有异味。到医院检查，医生说是妇科炎症，但女生每次吃药后感觉没有多大效果，还是会有液体。女生想让男生给她口交，但男生有点顾虑，因为之前他看我在微博上说过美国一位明星因为口交得了喉癌。女生也担心男生会得病。

**女性分泌物透露身体健康情况**

其实，女性阴道分泌物，有一个耳熟能详的名字：白带。白带是由阴道黏膜渗出物、宫颈管及子宫内膜腺体分泌液混合而成的，其形成与雌激素作用有关。正常情况下，白带的质与量随月经周期而改变。如何变化的呢？

月经后期，呈残留血液和白带混合的茶色或褐色。之后，白带的量会暂时减少，呈松散状态。在排卵期，白带量最多，呈透明鼻涕状、拉丝状，持续两三天，气味较轻。到黄体期，白带量逐渐减少，呈混浊的黏液状态，如果沾到内裤上，看上去呈白色或发黄。到月经前几天，白带量会稍微增加，看上去较为混浊、发黄，稍微有气味，经前可能混血。

白带是鉴定女性生殖健康的一个标准，那该如何判断是否健康呢？实际上，如果出现以下情况，可能是病。

黄色脓性：见于滴虫性阴道炎、化脓性细菌感染、慢性宫颈炎、老年性阴道炎、子宫内膜炎和阴道内有异物等。

红色血性：见于肿瘤、息肉、子宫黏膜下肌瘤、老年性阴道炎、严重的慢性宫颈炎和宫内节育器产生的不良反应等。

豆腐渣样：见于白色念珠菌性阴道炎。

黄色水样：见于子宫黏膜下肌瘤、宫颈癌、子宫癌和输卵管癌等。

再说说为女性口交的基本原则：讲究卫生和技巧，在鱼水之欢的同时，避免感染性传播疾病。

阴道的内环境呈酸性，含有以乳酸杆菌为主的正常菌群，乳酸杆菌不会造成炎症，反而可以让阴道的酸碱度（pH 值）处于合适的状态，抑制有害细菌的入侵和繁殖，并保持阴道内其他微生物（譬如乳链球菌、大肠杆菌、变形杆菌、支原体、衣原体等）的互相制约和平衡，不至于发病。

平时阴道分泌物的量是很少的，色白，有黏性，无异味，含有宫颈分泌的黏液、阴道黏膜渗出液、子宫和阴道脱落的表皮细胞、少量的白细胞。简而言之，健康女性的阴道是干净的。

口交前洗澡也是一种基本礼仪，可以洗掉难闻的汗渍和部分细菌。

当然，如果女性阴道分泌物有异味，就不要口交了，应该让女性去做阴道分泌物检查、TCT[1]、HPV[2]检测。如果诊断有阴道炎，应及时接受治疗。

由于 HPV 在人体存活时间长，因此男性在为女性口交时极易感染。在美国，HPV 感染已经成为口腔癌的主要发病原因，而 HPV 感染的途径，大多是口交。

此外，通过口交可能感染的性传播疾病还有淋病、非淋菌性尿道炎、尖锐湿疣、梅毒、生殖器疱疹等。通过口交感染艾滋病，虽然世界上有零星报道，但这一传播途径并没有得到医学界的公认。

口交还可能感染白色念珠菌和拟杆菌属，拟杆菌属是指革兰氏染色阴性、无芽孢、专性厌氧的小杆菌，又称类杆菌属，正常情况下寄居于人和动物的肠道、口腔、上呼吸道和生殖道，与白色念珠菌一样，属于男女生殖器的正常菌

---

[1]新柏氏液基细胞学检测，一种宫颈病变筛查技术。
[2]指人乳头瘤病毒。

群之一，但在菌群失调时可能导致男女口腔和生殖器发病。

口腔溃疡、口腔出血、牙龈炎、生殖器有伤口是禁止口交的，会增加性传播疾病的感染机会。从理论上讲，艾滋病也可能通过口交感染。身体感染了HIV到出现HIV抗体，有一个窗口期，时间长短因人而异，一般为 2 ～ 12 周。口交之后如果不放心，可以在 4 周以后做 HIV 抗体检测，阴性的话，98% 的概率可排除艾滋病感染；8 周后复检，如果是阴性，99.99% 的概率可排除艾滋病感染；3 个月之后再检，依然呈阴性，那么可 100% 排除艾滋病感染。

所以，总的来说，男性为女性口交之前，需要让女性进行以下几项检测：1. 阴道分泌物涂片。2.TCT 检查。3. 子宫颈刮片以及宫颈脱落细胞学检查。4.HPV 分型基因检测。5. 艾滋病检测。

**男性的分泌物也可能预示疾病**

男性在有性冲动时，阴茎会充血增大，尿道外口出现少许透明状分泌物，前面提到，它们是精液的先头部队，由前列腺液、精囊腺液、尿道旁腺液的混合液共同组成。

而不同男性的分泌物，分泌量有很大差异，如同射精时精液量的差异。

女性为男性口交时，有时会发觉有"水"流出，这其实是正常情况。

一般来说，男性分泌物是透明、无味的，射出的精液除外，气味较大，类似于消毒药水的气味。

有味的分泌物又是怎么一回事呢？

第一种，氨水味。多半是内裤长时间不换或者做爱之前不洗澡，濡湿内裤的尿液晾干了，但气味残留在生殖器上了。

第二种，鱼腥味。与包皮过长、白色念珠菌性包皮炎，或龟头炎有关。

包皮分布有很多皮脂腺，尤其是包皮内板（内面），会分泌皮脂，包茎或包皮过长时，包皮不能上翻或者上翻时间少，这些皮脂积聚在包皮内板与龟头之间的空隙中，形成包皮垢。所以很多男性在洗澡时清洗冠状沟，会搓出一些豆腐渣样的东西，那就是包皮垢。

白色念珠菌无处不在，包皮内板与龟头之间的空隙往往成为白色念珠菌的最佳聚集地，白色念珠菌大量繁殖，会诱发白色念珠菌性包皮炎或龟头炎。

第三种，更浓的鱼腥味或者烂苹果味。这种情况下，应高度怀疑是尿道炎，甚至淋病、非淋菌性尿道炎等性传播疾病。

现在不是发明了电子鼻吗？人造的嗅探器配备了十几种不同类型的导电聚合物，能区分出由大肠杆菌、葡萄球菌和变形杆菌寄生菌引发的感染，在男科和妇科领域，其未来的发展潜力巨大。

第六章

# 情调：不再让爱人疏远你

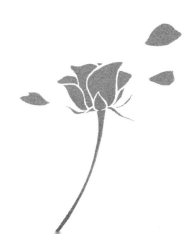

## 顺其自然可避免尴尬

如果一段关系或婚姻中，女方比较保守，该怎么办呢？

比如，有的女性只能接受接吻、抚摸及常规的性爱方式，接受不了用口和用手，结果导致男方很难进入，或只能草草收场。

对于这种情况，男方要想办法，应该让她把性爱当成跟柴米油盐酱醋茶一样的生活部分，慢慢地让她习以为常。

等她习惯了，再冷的心也能像冰激凌含在嘴里——慢慢就化了。

而在床上，双方需要的不是情调，而是调情。该怎么做呢？

譬如，男方每晚坚持裸睡，尝试将女方的手放自己的阴茎上面，为她"科普"阴茎硬度的知识，如硬度从1级提高到4级、再从4级复归到1级这种奇异的表现，日复一日，她会感兴趣的。

第二天起床时，可以对她"大呼小叫"一番："你把我××藏哪里了？"这样可以有效地帮助她克服羞耻心理，并告诉她舒服就要喊出来。放心，95%的萌妹子或软姑娘，都拥有一颗强大的内心。

如果阴茎硬度不够加上射精潜伏时间短，可以口服药物辅助。

即使女方拒绝用口和用手，但并没有拒绝阴茎进入，只要男方能用足够的硬度和时间完全让她享受到性爱，进入忘我境界，慢慢地，她就能够接受各种姿势了。

## 无性婚姻该不该挽救？

先来回答个问题：如果结婚 5 年，没有性生活了，这种彻底的无性婚姻，你能接受吗？

有位已婚女性，结婚 5 年了，跟老公没有了性生活，只能为了孩子维持现状。后来，她爱上了另一个男人，这个男人懂得很多，能够体谅她、哄她。不过两人一直没有发生关系。

生活中，这样的女性可能还有很多，她们可能很怕自己出轨，也不知道怎么办。

那么，性与婚姻是相互分离的吗？有网友认为：在中国不会，或者至少有生之年难成主流。可是也有"大咖"说：性与婚姻相互分离的苗头早已出现。其中，离婚率与不婚率的双提高就是明证，而婚外出轨与非婚性行为的广泛发生，又从另一个方面提供了佐证。

不过，在我看来，性与婚姻当然不是互相分离的。

性，属于肉体达到满足的一种行为方式，可以是有爱的、灵魂激荡的，譬如两情相悦的床笫之欢，也可以是无爱的、身体欢愉的。

爱，属于精神范畴的东西。

而婚姻，准确地说，除了约定俗成地具有繁衍后代的使命，更多的是爱的精神感受和肉体的直观感觉的合二为一。

中国的离婚率如此之高，二婚、三婚的离婚率更高。怎么来看待这个问题呢？

性在婚姻中的重要性毋庸置疑，但现实是，性在婚姻中的重要性正在逐渐走低。

中国的无性婚姻更成了一个严重的社会问题——无性婚姻的比例与离婚率接近。

有些人所谓的"性权"自主、"性事"自由、"性福"自创、"性后果"自担，其实都是屁话，这与婚姻的初衷是相悖的，更违背伦理。

结了婚的女性有其他男人撩拨，百般呵护，事实上已经算精神出轨了，只是身体还没有出轨而已。

对于这种情况，我的意见是：1.与老公沟通，解决无性婚姻。2.不要乱性。3.洁身自好。4.别相信其他男人的甜言蜜语。

## 困扰女生的"性冷淡"

如何判断女朋友是不是性冷淡这个问题，这也是部分男性的一个普遍疑问。

有位男士曾问过我，他当时刚认识的女朋友总说没有感觉：没有不舒服，也没有舒服，当然也没有高潮，只能通过自己阴蒂抚摸达到高潮。这位男士的阴茎尺寸按照测量标准来讲是大于平均水平的，并且以往也是无往不利，但这位新女朋友让他很失落。其实，他的女朋友也想要，也有反应，也很湿润，但就是没感觉。她说虽然能感觉到男朋友阴茎很大，但就是没什么感觉，而且是在她湿润了忍不住和他发生关系的情况下。

这到底属于什么情况呢？

在我看来，他女朋友通过手淫的方式能够达到高潮，平时有了反应也想要，一般说来不属于性冷淡。

性冷淡是一种病，通俗的说法是：性欲减退或性欲缺乏，性生活无兴趣。性冷淡分两种类型：第一种，有性感缺乏、性冷淡综合征；第二种，无性感缺乏、性冷淡综合征。

性冷淡以女性居多，占了女性的 10% ~ 20%，不同的研究得出来的统计结果也存在差异。

而在无性婚姻中，性冷淡的比例也在逐年增加。

大多数女性经历了年轻时性认知的青涩阶段，随着年龄增加，她们慢慢开始享受性爱带给她们的愉悦——女性"三十如狼四十如虎"是有一定的医学道理的。但全世界的情侣、夫妻都避免不了一种现象：经过不到 1 年的耳鬓厮磨后，进入绵绵无绝期的亲情期。在中国，无性婚姻人群是非常庞大的。

不过，即使进入了亲情期，多数夫妻还是恪守职责，尤其是丈夫们，他们诙谐地将做爱称为"交公粮"，当成任务来完成了，这自然会少了许多乐趣。

那么，男性该如何让女性达到性高潮呢？

通过医生、性学家的研究，现在基本得到公认的、能够打开女性性高潮的开关阀门有三个：阴蒂、G 点和 A 点。

当然，对于性欲缺乏的女性，也可以服用药物，比如粉红色小药片——"女性伟哥"氟立班丝氨。氟立班丝氨直接作用于女性大脑控制性愉悦区，从而恢复女性衰退的性欲；同时，氟立班丝氨可以促进多巴胺和去甲肾上腺素的分泌，能够提高"性趣"。但它有个缺点：必须每天服用，大约 1 周才能见效。

2019 年 6 月 21 日，FDA 发布公告，批准 Vyleesi（bremelanotide，布美兰肽注射液）上市，该药属于黑皮质素 4 受体激动剂，是注射剂，在性生活前至少 45 分钟进行腹部或大腿皮下注射，它有点像男性的万艾可、艾力达，主要是应急使用。

但是要注意，Vyleesi 是用于治疗绝经前女性的性欲减退症（HSDD）的。

此外，Vyleesi 的不良反应很明显，最常见的不良反应有恶心、呕吐、血压升高、肌肉肿胀、注射部位过敏反应、头痛。此外在临床试验中，约有 40% 的病人出现恶心，其中 13% 的病人需要用药物来治疗恶心——比例有些太高了。

还需要提醒的是，有些女生疑惑："女性伟哥"会不会被坏人利用？实际上，Vyleesi 与氟立班丝氨一样，两者都不是春药，坏人用它们来为女性注射，不是"此地无银三百两"吗？

最后插个话题，对于市面上各种相关治疗的培训班，我的答案是：都不靠谱。而且收费也太昂贵了！

## 惊吓造成心理阴影

1999 年年底，我曾经面诊一名在读的大四学生，他与同班一位女生恋爱，某个月黑风高之夜，他俩在学校小树林约会，搂搂抱抱之间，他有了感觉，这还不算，他急着把那玩意儿掏出体外，而女生则秀指轻弹，厉声呵斥：流氓。从此，他再也无法勃起。

当时，我对男科知识知之甚少，面对他的病情，也是束手无策。我想过为他开具万艾可的处方，可惜万艾可当时刚在中国上市，处方权管理得非常严格，我无能为力。不知道他现在是什么样子了。

某一年，我的门诊迎来一名中年病人，他在一次性爱过程中被人打断，受到了惊吓，也落下了勃起功能障碍的病根。

我的第一个建议：去华西医院精神卫生中心，找心理医生为他进行脱敏治疗。

他拒绝了。对于他这种情况应该怎么办呢？

一、小剂量希爱力疗法，5 毫克剂型，每天晚饭后口服，连续服用 1 个月。但他服用了 1 周，还是不行。

二、酒壮英雄胆。我建议他准备性爱的当天晚上不妨觥筹交错一次，在微醺状态下，耻辱感也许会不翼而飞，而且可以降低龟头敏感度，延长射精潜伏时间，增加战斗力。结果依然悲催，他的勃起硬度虽然较先前提高，但依然没有达到 3 级，无法进入伴侣的身体。

后来，我让他临时加服 20 毫克艾力达，这一次，希爱力、酒精、艾力达齐心协力，终于让他的勃起硬度达到了 3 级，成功插入，而开始活塞运动后，他的勃起硬度达到了 4 级。

就这样，酣畅淋漓地完成了一记"世界波射门"后，他的勃起功能障碍也痊愈了！

## 功能减退，越发没兴致

有的男性有时可能明显感觉自己"性趣"不足，能力下降，怀疑自己是不是压力过大，还是出现了性功能障碍。有人带着侥幸心理，觉得可能过一段时间就好了，当然也有人觉得挂号看医生挺尴尬，所以就会采取保守方法。

这是部分男同胞的经历和想法。那么，应该通过哪些信号判断性功能障碍呢？

性功能减退的信号：

一、对性的主动性降低，对身边佳人视而不见。

二、勃起功能减退。

男性的阴茎勃起有以下三种：第一种是心理性勃起。与性内容直接相关的视觉、听觉、嗅觉、性想象、性思维诱发的勃起。第二种是反射性勃起。身体摩擦阴茎，直接接触女性而诱发的勃起。第三种是夜间勃起。处于快速眼动睡眠阶段和非快速眼动睡眠阶段的交替中，阴茎也经历着勃起—疲软—再勃起—

再疲软的生理过程，这就是阴茎夜间勃起，是男性的正常生理表现。

任何一种勃起与从前相比发生疲软，都是性功能减退的信号。

三、容易疲劳，全身乏力，可能提示雄激素分泌水平不够，30 岁以后男性雄激素水平每 10 年下降大约 10%，部分缺乏锻炼和不规律作息的男性，雄激素下降水平更快，称为"中老年男性雄激素部分缺乏症"。

四、心理因素，导致厌倦性生活。

五、一些不良习惯也会导致性功能减退，如作息不规律，嗜酒如命，吸烟过多等。

至于治疗方法，无非是注意进行前戏，口交，或者试试其他性爱场景等。如果这些方法都无效，那就得去医院看医生了。

## 得了阴虱怎么办

以前，由于卫生条件差，阴虱是常见病，现在已经很少见了。

阴虱寄生于人体生殖器官周围的体毛中，造成瘙痒，叫阴虱病。可能会出现腹股沟瘙痒难耐，尤其是晚上睡觉时，如果用手挠，可能会弄下来一些皮屑样的东西，即阴虱。人会感觉奇痒无比。

阴虱病的传播途径主要有以下两种：

第一种，直接接触传播。因为阴虱主要寄生的部位是生殖器官周围的体毛，所以通过男女之间直接的接触，可以得到迅速的传播，尤其是做爱的时候，男女阴毛混杂在一起，阴虱会寻找新的寄主。

第二种，间接接触传播。如果居住的环境较差，人口比较密集，或者与患有阴虱病的人有肢体接触，用过阴虱病人刚刚接触过的毛巾、被褥、床单等生活用品时，也可能会导致间接接触传播。

所以，阴虱病谈不上所谓的潜伏期，感染了阴虱，阴虱开始大量传宗接代，症状就出现了。

阴虱病的三大特征：瘙痒、红疹、青色瘀斑。

阴虱是会吸血的，可以一半钻入皮内一半露于皮外，悠然自得地吸血，皮损为抓痕及血痂。在门诊，病人主诉阴部瘙痒，检查时内裤有大量点状污褐色血迹，一般就可以诊断了。

当然，耻骨部皮肤或阴毛区检查到阴虱或虱卵，是诊断的金标准。

得了阴虱，该如何治疗呢？ 1. 剃除阴毛，内衣、内裤、月经带及洗浴用具煮沸消毒，有些病人不愿意剃毛，也行。2. 注意局部卫生，治疗期间禁欲。3. 选用林旦洗剂、香波或霜剂，马拉硫磷洗剂，扑灭司林，硫磺软膏，25% 苯甲酸苄酯乳剂等，这些药物都具有杀灭阴虱成虫和虫卵的作用。

瘙痒剧烈可用抗组胺剂以缓解瘙痒。继发细菌感染则应用抗生素。治愈标准：首次治疗后 4 ~ 7 天后随访，症状消失、体检无虱及虫卵。

关于复发的问题：远离传播源、洁身自好，就没有再次感染的机会了。

# 第七章

# 体位：
## 你的爱情可以多姿多彩

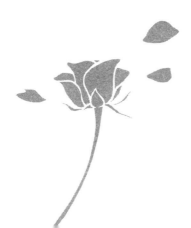

## 爱情的姿势和姿态一样重要

两性之间的新鲜感，一直是大家经常谈论的话题。很多人常疑惑，激情衰退是长期亲密关系的必然结果吗？国内外都有对爱情保鲜期的研究，结果都大同小异：能够维系3年，堪称杰出的成绩了。

两性关系中有一个费希纳定律，又称为韦伯定律，即感觉的阈值会随着刺激的降低而降低。也就是说，生活如果像一潭死水，那么你就会变得越来越麻木，你对伴侣也会很快陷入审美疲劳。

现在的两性关系较以前开放多了，爱情保鲜期也呈现逐年下降的趋势。所以，夫妻之间一定要想方设法创造和保持新鲜感，对一些生活在大城市中的"压力山大"的年轻人来说更是如此，要不断延长保质期，这样爱情才不至于被平淡的琐碎淹没。

事实上，所有的性爱关系都会经历心理准备阶段、身心投入阶段、发展分化阶段、结束或顺延阶段。实际上，男女亲密关系的新鲜感已经不是单纯的医学问题了，而是社会问题，需要情侣、夫妻之间的共同努力。

比如，采取一些提高情爱满意度的性行为：1.解锁各种姿势；2.改变性爱场景；3.最重要的是，学会彼此欣赏。

女性采用女上男下的观音坐莲体位，有助于找到 G 点和摩擦阴蒂，更容易到达高潮。

之前网上有一个说法：阴茎形状不同，最佳姿势则不同。比如标准的黄瓜形阴茎，任何姿势都适用，而最佳姿势是后入式；而长茄子形的阴茎，适合男下女上式，能提升进入深度和刺激程度。

于是有人脑洞大开：不同形状的阴道岂不是也不一样，也应该选择不同的姿势！

这种说法是否靠谱呢？的确，男性阴茎的尺寸、形状都各有差异，女性的生殖器也各有差异。

一般来说，男女生殖器的尺寸不存在匹配度的问题。

在没有性刺激的情况下，发育成熟的女性的阴道的平均长度是 9 ~ 10 厘米，宽度可以容纳两个手指。因为女性阴道的皱襞、肌肉有良好的伸展性，在遇到性刺激时，阴道的长度和宽度都会增加，性交时，甚至可以变得像"无底洞"一样深不可测。

但是，生殖器的外形却存在匹配度的问题。部分男性存在阴茎短小、阴茎弯曲，上翘角度也不一样。每一位女性，阴道口与肛门之间的距离不一样，距离越短，阴道口越向后移，男上女下的体位往往比较别扭，需要女性充分抬高臀部，才能自由而舒适地做爱。

其实，每位女性的性敏感区、喜欢的性爱姿势都大相径庭，并没有固定的模式。男性需要先了解女性的身体，然后再给她所有姿势。

## 爱她就得学会克制和小心

经常听人说，女生月经期最好不要做爱，真的如此吗？实际上，大量的临床研究已经得出了同样的结论：月经期也可以做爱，但要做好防护。

月经期，女性阴道润滑度比较高，部分女性在月经期内欲望最强，反而更容易达到高潮。因为女性在月经期盆腔充血增加，性快感度也会随之增加。另外，月经期做爱，怀孕的可能性很小，可以玩各种颠鸾倒凤的姿势。

不过，月经期做爱导致怀孕依然有零星报道，多发生在经期不规律和月经周期短的女性身上。所以，月经期做爱记得戴避孕套，这样不但可以预防各种感染性疾病，还可以防止意外怀孕。

另外，性高潮释放的脑啡肽，有利于缓解痛经和其他疼痛，帮助女性改善情绪并获得良好的睡眠。

关于月经期做爱，有一些注意事项：

一、任何一方不愿意在月经期行房事，都不要强求。

许多关于月经期做爱的调查报告结果显示：超过 90% 的男性有与伴侣月经期做爱的经历，但是其中的 80% 的快感程度打折扣了。女孩在经期做爱，经血容易流出，这可能更加刺激部分男性的"性趣"，但是大多数男性和女性会有不洁感，从而减少了快感。

不过尽管如此，依然有超过 50% 的男性按捺不住性欲，会继续偶尔与月经期的伴侣做爱。

所以，男性要自律，除非女性在月经期真的想要了，再考虑做。

二、月经期的宫颈相对处于开放状态，经血逆流、阴道内环境变化、子宫内膜薄弱确实增加了感染细菌、病毒的概率，尤其是性传播疾病，所以经期做爱一定要注意卫生，最好使用避孕套。

三、最常见的是男上女下体位，女性臀部下面必须垫厚毛巾，不然，弄得满床都是血，影响事后的心情，如果在酒店里出现这种情况，更是难堪。

四、月经期做爱最理想的方式是，两人站在花洒下洗鸳鸯浴，尝试各种姿势，水流可以及时冲走血液。

五、月经期做爱，前戏必不可少，甚至需要更长时间的前戏。

六、月经期不推荐长时间做爱，应适可而止。

女性十月怀胎期间，男性该怎样解决性需求，一直是一个困扰很多人的问题。有些男性受到欲望诱惑，在此期间对老婆不忠。也有些男性在这几个月里独自解决需求。但是对性的渴望并非全部来自男性，有时女性同样有这样的需求。那么女性怀孕期间进行性生活有没有影响，会不会伤害到未出生的宝宝？

关于这个问题，以前有一种观点，其实到现在，不少妇产科医生也是这种观点：孕早期和孕晚期不适宜进行性生活，因为孕早期进行性生活易发生流产；孕晚期进行性生活易引起子宫收缩，导致胎膜早破和早产。

欧美国家越来越多的妇产科医生则认为：孕期性生活并非禁忌。只是临近预产期时，最好不要进行性生活，避免造成胎膜早破和早产。

不过孕期性爱，姿势选择有一定的讲究：1.双方宜采取侧卧位，或前胸贴后背的后入式；2.男性双手支撑，采取上半身悬空的男上女下位。

其他姿势就不要折腾了。另外，男性不要插入太深。

孕妇帮丈夫口交，也是解决其性欲的方法之一，但是通常效果不太好。我个人觉得没有必要，还不如直接与孕期的妻子做爱来得直接。当然，前提是妻子也有这样的需求。

## 站着难以勃起，可能是疾病

有个 31 岁的男性，遇到了一种比较特殊的情况，具体来说就是：躺着硬且刚，站起就疲软。这位男士之前做过一次肾移植手术，后来跟女朋友做爱时发现，自己很快就能勃起，采取女上男下的姿势时硬度和长度都没问题，但他一站起来采取后入式，很快就会软掉。第二天再战的时候，他用了万艾可，结果还是一样。之后他去医院做了检查，医生说需要补一补，就给他开了补肾强身胶囊之类的药物。

其实，躺着硬如钢，站起来换姿势就软，与肾移植手术有一定的关系：

首先，手术半年以后出现的慢性排异反应，需要服用抗排异药物，药物会有一些影响。

其次，肾素-血管紧张素-醛固酮系统（renin-angiotensin-aldosterone system,RAAS）是人体内重要的体液调节系统，在爱情关系、性爱关系中，可以让心跳加快、愉悦程度增加。肾功能在受到损害时，譬如发展到尿毒症时，性功能也会每况愈下。一般来说，肾移植术后，性功能是逐渐恢复的。一项大规模的研究表明：肾移植病人术后半年，性功能可以恢复到患病前的 60%。

最后，站立位时，血液在全身重新分配，阴茎的血液灌注量减少。

对于刚提到的这位男性，不管是万艾可还是希爱力等 PDE5 抑制剂[1]，在合理剂量内，不会对肾功能造成损害，可以帮助提高阴茎勃起硬度。如果万艾可无效，可以试试希爱力。

与此同时，在性爱时可以选择合适的姿势，我的建议是：

一、避免使用站立体位。

二、做爱时采取膀胱储尿法，这样能够刺激性神经，有效增加阴茎的勃起硬度。

三、如果非要采取站立位，可以试用小剂量希爱力疗法。

但必须说明的是：目前的循证医学证据表明，希爱力没有那么神奇，似乎不能从根本上治疗勃起功能障碍（停药后症状复现），服药后，没有性刺激依然不能勃起，药物只能提高硬度，并不增加快感。

医生为勃起功能障碍的病人开具希爱力处方时，会综合考虑。第一次服药，正常剂量相比小剂量，效果应该更好。

有些医生的习惯是第一次先让病人口服 20 毫克希爱力，待有了成功的性生活后，再采取小剂量疗法。

当然，选择药物治疗必须在病人愿意接受且没有禁忌证的情况下进行。对于 65 岁以上的男性，尤其是合并心脑血管病的病人，或者有肾功能障碍的病人（包括肾移植术后病人），医生更多地会从保守的剂量开始。

---

[1]即 5 型磷酸二酯酶抑制剂。

希爱力的最长服药时间没有限制，效果良好的话，可以一直服用下去，而且没有赖药性。

另外，不建议服用不良反应不详的任何中成药。

## 特殊姿势需要更多呵护

不同男性有不同喜好。丰满曾经是性感女性的标配形容词，不过随着时代的发展，越来越多人喜好瘦削的女性，尤其是锁骨明显的女性，称之为"天鹅颈"，各种风姿绰约。也有人特别喜欢看女性的屁股，还痴迷后入姿势，说得直白一些，就是肛交。

对这类喜好，我特别能够理解，也不认为是性行为怪癖。肛交作为一种非常规的性行为，已经在人们心中暗流涌动。有些人痴迷，有些人恐惧，有些人期待却没有勇气。然而堵不如疏，无知与好奇往往会带来偏见与愚昧。

不过，选择肛交需要注意一些事项：

一、必须征得女方同意。

二、第一次时，需要大量使用水基或硅基润滑剂，小心进入，不然会损伤肛门括约肌，此处有丰富的神经末梢，痛起来，泪涟涟，恨不得喝下一碗孟婆汤。另外，也容易损伤直肠黏膜。

三、必须戴安全套。肛交最大的风险是感染性传播疾病，譬如艾滋病，倘若一方有艾滋病，不戴安全套就进行肛交，感染率为 0.50% ～ 3%。

四、动作轻柔，避免将粪便带出体外，粪便含有大量致病微生物，稍有不慎，可能导致"淫肠综合征"。

淫肠综合征的定义是：肛交后手指、性器上沾有粪便导致细菌传播，污染食物、食具后细菌进入人体消化道，再经过 6 ～ 72 小时的潜伏期后，病人发生严重的沙门氏菌感染等疾病，可突然出现腹痛、腹泻、恶心、呕吐及发热症状，有的人还伴有头痛、肌肉痛、背痛，如果治疗不及时、不彻底，很容易转为慢性病症。

美国有一份研究表明，有过肛交经历的女性高达 27%，但是，女性不大可能从肛交中得到生理快感，那些愿意进行肛交的女性通常是愿意发掘性生活乐趣的人，因此她们能够从性生活中得到比较多的高潮。

另外一个结论可能让很多男性灰心丧气：有过肛交经历的女性中，超过 50% 的女性将其描绘成一种痛苦的经历，并表示不愿再次经历。对于男性，肛交能够让阴茎感受到更强的包裹感，不过，多试几次就腻歪了。

# 第八章

# 高潮：做Z世代『弄潮人』

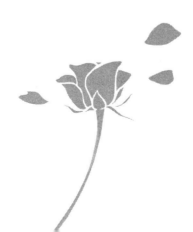

## 肥胖和熬夜真的会肾虚

来说一下肾功能、性功能、肾虚。

西医所谓的肾功能，指的是肾脏排泄体内代谢废物，维持机体钠、钾、钙等电解质的稳定及酸碱平衡的功能，判断肾功能的指标主要有血肌酐、血尿素氮两项指标。

肾的基本功能是生成尿液，借以清除体内代谢产物及某些废物、毒物，同时利用重吸收功能保留水分及其他有用物质，如葡萄糖、蛋白质、氨基酸、钠离子、钾离子、碳酸氢钠等，以调节水、电解质平衡及维护酸碱平衡。

当然，肾也有内分泌功能，譬如分泌肾素、促红细胞生成素、前列腺素等，与性功能有没有关系呢？答：有一丁点。

肾素－血管紧张素－醛固酮系统是人体内重要的体液调节系统，在爱情关系中、性爱关系中，可以让心跳加快、愉悦程度增加。

肾功能在受到损害时，也会对身体机能造成损害，性功能也会不可避免地受到牵连。

中医的"肾"则包罗万象，称肾为"先天之本""生命之源"，功能是藏精、主水、主纳气、主骨、生髓，其华在发，开窍于耳，司二阴。其中的藏精号称与发育和生殖息息相关，所以，但凡男性出现性功能障碍，一个"肾虚"的诊断就可以抽象地概括了。

从西医角度讲，决定人类性功能的最重要器官是生殖器官，就是男性的睾丸和女性的卵巢，以及下丘脑—垂体—性腺轴系统，这套复杂的内分泌系统调控着人类本能的欲望，性。

那么，什么会影响肾功能呢？比较常见的原因有长期熬夜、失眠。

曾有位 30 岁的肥胖男士，长期熬夜，失眠，有前列腺炎 10 年，常常久坐，经常手淫，后来发现没有以前那么硬了，性欲也下降了，去医院检查，结果发现尿酸高。医生说是肾虚，肾功能不好。

长期熬夜、失眠会影响到整个身体状态。

熬夜的主要危害有很多，主要有以下几种：

一、诱发猝死。诱发猝死的原因在于交感神经过度兴奋，心动过速引发室颤，造成心源性猝死。最近 1 年，有不少年轻医生猝死的报道，非常让人痛心。

二、与猝死的诱因一样，增加心血管疾病的发病率。

三、精神萎靡不振、记忆力变差、情绪抑郁、暴躁。因为熬夜影响到了神经系统和内分泌系统的正常运行，而内分泌系统紊乱容易造成脱发、便秘，甚至导致男性弱精症，女性月经周期不规律，是男性、女性不育的原因之一。

四、生物钟被打乱，该睡的时候睡意全无，不该睡的时候哈欠连天。

五、身体的细胞代谢发生紊乱，增加了致癌风险。

六、部分熬夜的人，自己不睡还影响别人睡觉，寂寞难耐时给朋友打电话或发私信等。

避免熬夜的建议：1. 尽量不熬夜，养成良好的生物钟习惯。2. 睡前不饮用功能性饮料，譬如含有咖啡因的咖啡和红牛等。3. 及时补充睡眠，熬夜后的嗜睡如归有利于身体的迅速恢复。4. 躺床上了就坚决不玩手机，不然花溅泪，鸟惊心，各种文字、图片和视频，看得人撕心裂肺。

此外，还有一个问题需要注意的就是肥胖。

关于肥胖的指标，有一个BMI指数的概念。BMI是Body Mass Index的缩写，即身体质量指数，简称体质指数，是目前国际上最常用的衡量人体胖瘦程度以及是否健康的一个标准。

BMI指数的计算方法：体质指数（BMI）= 体重（kg）÷ 身高的平方（m²）。

BMI指数 < 18.5，意味着体重不足；

BMI指数为 18.6 ~ 24.9，意味着健康；

BMI指数为 25 ~ 29.9，意味着超重了；

BMI指数 ≥ 30，表示肥胖。

在肥胖人群中，表现在男性性功能方面，最大的弊端有三个：1. 身材太差，有的隔着浑圆的肚子，甚至看不见阴茎，要观察阴茎情况，还需要借助镜子；2. 勃起功能障碍；3. 影响精子质量。

为什么肥胖会有这么多的弊端呢？

胖子阴茎短小、瘦子阴茎粗大，没有多少科学道理。但是，部分从小到大一直肥胖的男性，睾酮（雄激素）水平降低可能影响到阴茎的发育。另外，我们必须正视一个事实，肥胖是影响男性勃起功能的一个重要原因，许多胖子能够勃起，但勃起硬度和勃起维持时间短，也算勃起功能障碍的一种。

肥胖引发勃起功能障碍和性交失败主要有三个原因：1. 肥胖影响盆腔血液流动；2. 肥胖症影响体内激素分泌水平，尤其是睾酮（雄激素）水平降低；3. 肥胖导致男性的阴茎被埋进去了，使得阴茎看起来短小。

另外，超重或肥胖男性的耻骨上皮下脂肪垫增厚，白天触摸睾丸时，睾丸向腹股沟区滑动并埋在皮下脂肪垫内，所以触摸不到睾丸，而带来的弊端是脂肪堆里温度较阴囊温度高。人的正常体温是 37℃左右，而精子生成的最佳温度要比正常温度低 1 ~ 2℃。男性脂肪较多，所以他们的体温比正常人更高，叠加的负面效应，会直接影响到睾丸的生精能力。

通过锻炼、减肥、合理饮食、规律作息、不要熬夜，可以逐渐恢复性功能。

不过，仅凭尿酸值高，医生就断言肾功能不好，有点扯了。最好去风湿免疫科或内分泌科找医生看看，做全面检查。

## 力不从心可以徐徐图之

有些男性会遇到力不从心的时候：感觉射精无力，像是流出来的，快感也不明显。有个 35 岁的男性曾跟我说，他之前是两三天一次房事，但后来发现射精的快感降低了；另外，之前射精时是喷射出来的，能喷很远，而现在每次都是流出来的，而且看起来也比较稀。

精液是流出来的，而不是磅礴而出，这在医学上叫射精无力。

射精无力在男性中发生的比例还是比较高的，占了成年男性的 20% 左右。不少男科医生将射精无力列为射精障碍的一种，老实说，我不同意。

射精无力的产生原因大约可以分为生理性因素和心理性因素。

生理性因素主要有以下几方面：

一、纵欲过度，射精中枢负担过重，当然无力，性快感也随之降低或缺失。

有两个指标可以体现射精无力：精液量、射精力量。

二、骨盆盆底肌肉收缩乏力，主要是会阴部横纹肌收缩乏力。

三、不明原因的射精无力，即任何时候精液都不是射出来的，而是溢出来的，占了生理性因素的70%，迄今也没有发现明确的原因。

而心理性因素，主要是勃起功能障碍、早泄等疾病给患者带来困扰，使得其信心甚至自尊受到打击，导致射精中枢萎靡不振。

我非常喜欢的一段话：信心是又弱又细的线，很容易拉断，但在灰心的时候，它也能将你抛向高空，使你重获生机。

对于这种情况，该如何处理呢？

第一，不要太当回事，选择置之不理。

第二，加强锻炼，尤其推荐游泳和凯格尔运动。

第三，物理疗法，电震动和电刺激疗法有一定效果，不过效果被一些男科医院无限夸大了，别抱太大的希望。

第四，服用辅助药物，万艾可、艾力达、希爱力等提高勃起硬度的药物可能有助于改善射精无力的情况。

第五，合理安排性爱时间，可以禁欲一段时间，譬如2～3周。美国有一项研究表明，男性禁欲3周，雄激素水平可提高8%，可能改善射精无力和性快感降低的情况。

第六，补充维生素，锌、硒等微量元素，精氨酸，维生素 E 对精液质量至关重要。锌广泛存在于动物的内脏、海产品中，而豆制品、花生则富含维生素 E，所以男性平时应该多吃动物的内脏、海带、海鲜、鱼类、豆制品。另外，锌也是性爱中的幸福因子，不仅可以纠正射精无力，也可以提高快感指数。

## 你对谁爱如潮水

女性在性冲动时，阴道口会流出一些黏液，可能是透明的，也可能是乳白色的，这与个人健康状况、饮食、月经周期有很大关系。这就是传说中的"潮吹"。迄今，关于潮吹的说法依然众说纷纭。对女性来说，潮吹是一种很美妙的体验，但并不完全等同于性高潮。

那么，这些液体来自哪里呢？

以前，多数性学家认为它们来自前庭大腺，后来发现并非如此，前庭大腺分泌的液体其实很少，更多是阴道壁的漏出液和子宫颈分泌的宫颈黏液。

阴道壁由复层鳞状细胞构成，没有黏液腺，并不具有分泌功能，美国著名性学家 W. H. 马斯特斯和 V. E. 约翰逊夫妇进行的性实验发现：女性性兴奋导致阴道壁充血，阴道上皮大量"漏出"发生变化的血浆漏出液。马斯特斯和约翰逊称该过程为"漏出反应"。

而随着性兴奋程度提高，宫颈黏液的分泌量也随之增加。黏液略呈碱性，可以中和阴道酸性环境，保护精子安全地通过子宫颈进入子宫腔，为受精卵的诞生创造条件。

简而言之，这些液体的组成部分是：前庭大腺液 + 阴道漏出液 + 宫颈黏液。

不过，有的女性流出的液体可能会有股尿骚味，这时候，建议去医院做阴道分泌物检查，排查阴道炎或其他疾病。

另外，有些女性流出的液体可能比较多，甚至濡湿床单，她们会怀疑自己是不是尿失禁了。其实二者之间没有任何关系，这种现象可能是刺激阴蒂诱发了潮吹。

欧美国家有很多研究小组一直在对潮吹现象进行研究，但由于都是小样本，达不到循证医学的要求，不过，这些研究提供了一些数据和事实，值得关注。

其中有一组研究很有意思。

法国妇科医生萨缪尔·萨拉马（Samuel Salama）选择了 7 名自称能够潮吹的女性进行试验。试验的第一步：7 名女性在性交前提供尿液标本；第二步：性交或者手淫前，通过 B 超检查膀胱容量，必须保证膀胱处于排空状态；第三步：开始性交或者手淫，在试验对象自诉快到性高潮时再次进行 B 超检查。

试验结果让人大跌眼镜：这 7 位女性在试验过程中达到高潮的时间各有不同，一般为 25 ~ 60 分钟。但是在她们快到性高潮时的 B 超检查发现，她们的膀胱都处于充盈状态。这个现象实在难以解释，在没有饮水的情况下，每小时尿量达到 300 毫升以上，让人匪夷所思。

7 名女性都有潮吹，其中 2 名女性潮吹的液体与尿液完全一致，另外 5 名女性潮吹的液体含有 PSA，即前列腺特异性抗原。

萨缪尔·萨拉马的结论是：潮吹可以产生两种液体，尿液和尿道旁腺（女性前列腺）分泌的 PSA。

关于潮吹的零散研究还在继续，莫衷一是。潮吹的液体肯定不是尿液，因为潮吹的液体风干之后，床单上往往不会留下污渍，而如果是尿液，一般会留下黄色的一圈污渍。另外，潮吹的液体通常是偏白色的，少数呈半透明或者透明状，所以，潮吹也肯定不是尿失禁。

事实上，更多的实践证明，男性为女性的阴蒂口交，是女性觉得很爽的时刻，但只是亲吻阴蒂头，并不足以诱发女性潮吹，必须耐心而长时间地吮吸阴蒂头、阴蒂体。

## 叫床只是个中性词

90% 的男性和女性都会叫床，不过，女性叫床的声音更大一些。嘴上说不要，身体很诚实，这是很多人的通病，也是人类作为地球食物链顶端的高级动物区别于普通动物的一面，因为人类有自律精神。其实，这类似于过年收红包，嘴里不停地念叨："不要，我不要。"身体却很诚实。

人为什么会叫床呢？ 1. 做爱时人会短暂缺氧，呼吸急促，增加进氧量。2. 女性叫床有四个特殊原因：阴蒂受到刺激；怕痛；鼓励男人射精；表示对男人"功劳"的奖赏。3.确实舒服。做爱时儿茶酚胺的分泌增加，导致人意识模糊、出现幻觉、谵妄，人会情不自禁地叫床。

女性的叫床其实是一种特殊的语言，抑扬顿挫的声调变化是在提醒男性，她喜欢哪种姿势、何种频率。

一方面，有人在做爱时叫床，爽得不亦乐乎；另一方面，有人可能会问：没有性欲该怎么办？

除了我们之前说的性冷淡，也有一批人就是不想做爱。这让人想到一个词：无性婚姻，它的定义是：夫妻之间每月性生活次数小于或等于一次。在中国，无性婚姻已经成为严重的社会问题，比例高达30%以上。

当然，有人可能到老都一直想要性生活。这部分人，根据自己的生理需求，当然可以一直做下去，实在不行，也可辅以口服药物、使用大量水基润滑剂等方法。

其实，性与衣食住行一样，属于人类的基本需求。按照马斯洛的需求层次理论，个体成长发展的内在力量是动机，而动机是由多种不同性质的需求组成的：生理需求、安全需求、社交需求、尊重需求和自我实现需求。每一种需求及其满足将决定个体人格发展的境界或程度。

## 解开身体的密码

前列腺高潮，也被称为男性的 G 点高潮。要了解前列腺高潮，不得不了解前列腺按摩，它是慢性前列腺炎的诊断和治疗中经常使用的手段。

一般来说，前列腺液的常规检查中，卵磷脂小体明显减少，白细胞大于 10/HP，才具有临床上的诊断学意义。前列腺液细菌培养 + 药物敏感试验可以帮助确定前列腺炎的类型，为治疗提供重要参考。

提取前列腺液的方法，会让一些男性感到不适，正常操作是肛门指取。医生将手指从肛门部位伸进去，触摸到前列腺部位，然后轻轻地按摩促使阴茎分泌出前列腺液，然后提取前列腺液。前列腺的定期按摩也有助于前列腺炎的康复。

但是，并非每一个病人都能通过按摩顺利分泌出前列腺液，需要了解一些注意事项和医生的手法技巧：

首先，成年男性的前列腺每天平均分泌前列腺液 2 毫升，如果病人前一天晚上刚好有性生活，前列腺液作为精液的一部分，排泄出去了大部分，第二天要按摩出前列腺液，可能是一项艰巨的任务。所以要求病人按摩前列腺前至少禁欲 2 天。

其次，在取前列腺液的时候不要过分的紧张，而且要提前做好肛门周围的卫生，否则医生在操作的时候可能会出现感染。

再次，从肛门到前列腺的距离是 5 ~ 7 厘米，因人而异，有时病人的前列腺的位置很深，医生的手指只能接触到前列腺的下半部分甚至前列腺边缘，这种情况下就不要瞎折腾了，按摩不出来的。

最后，按摩时，病人应采用的体位：膝胸卧位或者屁股面对医生的半蹲位。医生戴涂抹了液状石蜡的指套或者手套慢慢插入肛门，对前列腺进行指检，以了解前列腺的大小、质地，以及包膜是否光滑、中央沟是否变浅或消失等。

按摩不是一味地追求慢条斯理，要有一定的速度，食指远端关节持续发力，左三下右三下，中间再来三下，接着，乳白色的前列腺液就从尿道流出来了，滴在玻片上后就可送检。

门诊总会发生一些啼笑皆非的事。有一次我为病人取前列腺液，手指刚插进肛门，他的手机响了，来电铃声居然是《江南 style》，害得我在取前列腺液时变成了鸟叔韩式马步舞的节奏，手指情不自禁地在他肛门里快速颤动，等前列腺液出来后，病人痛并快乐地说："老师的手法太嗨了。"怎么能不嗨呢？幸好来电铃声不是《最炫民族风》，不然我的手法更会"九曲回肠"。

对于前列腺高潮的神经生理学基础，目前还不完全清楚，专家推断，前列腺高潮主要通过开发直肠来实现。肛门、直肠周围密布神经末梢，快感可以延续到前列腺，前列腺高潮是一种反射性高潮。

不过，前列腺按摩对男性来说并不是很舒服。90% 以上的病人在前列腺按摩时感到痛苦，只有极少数人觉得舒服。

再来说说前列腺按摩棒的使用，步骤如下：

第一步，排空大便。

第二步，用温水和抗菌肥皂清洗按摩器，然后用干净的热水冲洗，用毛巾擦后晾干。

第三步，用水溶性润滑剂滋润肛门及直肠部分。

第四步，侧卧，屈曲双膝至胸前，让括约肌充分放松。

第五步，顺应体内曲线，将按摩器轻轻地插入直肠，到一半时，提肛，再顺势推动按摩器手柄，就能将其推到前列腺部位。

第六步，慢慢呼吸。吸气时提肛，轻推按摩器手柄；呼气时放松，轻提手柄。

第七步，重复第五步，按摩 10 ～ 30 分钟，以每次有前列腺液从尿道排出为佳。没有液体排出也不必强求。

第八步，用完后，重复第二步。

目前，在各大城市，有一种男性保养方式，叫作前列腺保养，号称可以延年益寿、永葆青春活力，本质上不过是前列腺按摩罢了，千万不要被忽悠了。

有时我也在想，市面上流行的前列腺按摩器，能自动加温、静音双马达、变频震动、无线遥控、360° 旋转……这么多的高科技，如果引入医院帮助医生进行前列腺按摩，那医生的工作是不是可以更轻松一些？

从西医角度讲，决定人类性功能的最重要器官是生殖器官，就是男性的睾丸和女性的卵巢。而下丘脑 - 垂体 - 性腺轴系统这套复杂的内分泌系统调控着人类本能的欲望——性。

从我自身来讲，所谓的保养措施无外乎以下几点：

一、必须找到自己喜欢的女性，投入地爱一次，忘了自我。

二、几乎每月尝试挑战自我，对维持性功能好处多多。

三、偶尔也会依靠希爱力来维持硬度。

四、最好的春药是锻炼，但我平时是一枚宅男，惭愧，有点说不过去。

五、偶然做一做情趣游戏，增加新鲜感。

那男性该如何呵护自己的前列腺呢？我的建议是：

一、多喝水，每天保证 3000 毫升，保持尿量在 2000 毫升。

二、不要憋尿。

三、洁身自好，避免尿路感染。

四、在力所能及的情况下，增加性行为次数（包括性交和手淫），每一次性行为要完成射精过程，避免生殖系统、盆腔的长时期充血。

五、每次射精之后，不要马上排尿，歇一会儿，等到阴茎疲软下来再去。因为射精后前列腺还处于充血状态，排尿阻力高，马上排尿可能导致尿液反流入前列腺，诱发化学性前列腺炎。

六、不要久坐，不要长时间骑行。

七、酒精是前列腺的天敌，所以饮酒要适量。

## 年轻不节制，年老徒伤悲？

有个说法是，根据西方医学的统计，男性适合"发射"多少次，可以用其年龄的十位数乘以 9 计算出来。比如一个 31 岁男子，十位数是 3，那么，3 乘以 9 等于 27，他适合"发射"的量就是：20 天内"发射"7 次。以此推算，40 以上的人，适合 30 天内"发射"6 次。年龄越大，在相同时间内"发射"的次数就越少。如到了 70 岁，就是 60 天大概"发射"3 次。当然，现实中很多人达不到这样的水平。

此外，还有个说法：男人一生中只能射精6000次。很多男性听了以后，会产生一个疑问：年轻时纵欲过度，老年时会不会性生活早结束？还有人担心：纵欲过度会不会影响寿命？

我认为这种观点是没有道理的。

男性从第一次遗精起到生命终止，体内一直产生精液，一个人的精液与他的性生活次数（包括手淫）、身体状况、内分泌功能等有关。一般来说，性活跃人群的精液多一些，性不活跃人群的精液少一些，随着年龄增加，尤其是55岁以后，精液的产生量当然不能与风华正茂时相提并论，但一直都有。睾丸功能正常，就会不断产生精子；前列腺、精囊腺、尿道球腺功能正常，也会源源不断地分泌精浆，不会枯竭。

我的个人观点是，40～60岁的男性，大多能够维持一定程度的性功能，而到了60～65岁阶段，通常会出现勃起功能障碍，伴随话痨、抑郁、脾气暴躁等变化，算是男性的更年期。

所以，年轻时纵欲过度，老年时并不会引起性生活早结束。不过由于男性进入老年，雄激素水平逐年下降，会慢慢变得力不从心。

那老年男性该如何保持和维护性功能呢？

第一，锻炼。对中老年男性来说，锻炼比较讲究，鼓励参加复杂的机能性运动，而不是简单的功能性散步。最好的锻炼方式是游泳，可以全方位地增加腰背部和下肢力量，同时也能够提高性功能。

第二，及时处理原发疾病。人过中年，许多疾病不期而至，譬如高血压、糖尿病、动脉粥样硬化，影响生殖器的血液供应和勃起功能，及时处理至关重要。

第三，食疗。锌、硒等微量元素在维持男性性功能方面至关重要，多吃富含锌、硒等微量元素的动物肝脏、海鲜、鱼类、豆制品，能间接提高性功能。

第四，规律和谐的性生活。性器官也逃不过用进废退的原理，而规律和谐的性生活可以使下丘脑－垂体－性腺系统的内分泌功能增强，促进性激素的分泌，使人"性趣"盎然。

第五，必要时用药物辅助。譬如口服万艾可、艾力达、希爱力等 PDE5 抑制剂。对于老年男性，我更推崇药效温和持久的希爱力。

其实，"纵欲过度"这个概念的本身就有问题。要知道，男性的性生活频率受不应期保护。对于不应期，前面的章节已经介绍过。对应到性行为来说就是：一次性爱结束到身体状态又可以开始下一次性爱之间，会有一段间歇时间。

所以，要相信人体无与伦比的自我调节能力。

## 自律很好，但不必禁欲

有女生曾向我抱怨：她男朋友 26 岁，硬件都很好，经常运动，持久度也可以，但他有个观念让她觉得不可思议，那就是要节欲，1 周只愿意做 1 次。她男朋友还跟她说精子的成分是什么，射精会伤身等。虽然私下里两人在一起时，她男朋友几乎一直是硬的，但他就是不愿意做。

在我看来，这种观念太老旧了。

谈到禁欲，必须科普雄激素的知识。

睾酮是性激素的一种，由男性的睾丸或女性的卵巢分泌，肾上腺亦分泌少量睾酮，具有维持肌肉强度及质量、维持骨质密度及强度、提神及提升体能等作用。

在运动员中，睾酮被列为兴奋剂，口服或注射睾酮是违规的。

睾酮有什么作用呢？ 1.促进和维持男性第二性征。2.恢复并维持正氮平衡。3.可减少男性及部分女性对氯、氮、磷、钾、钠的排泄。4.激发骨骼、骨骼肌、毛发和皮肤的生长。5.增加红细胞生成，并促进血管形成和皮肤变黑。6.大剂量可抑制男性促性腺素的分泌。7.可拮抗过旺的雌激素对女性乳房和子宫内膜的作用。

雄激素包括睾酮和双氢睾酮，在 $5\alpha$ – 还原酶的作用下，睾酮转变成双氢睾酮，当然，部分双氢睾酮由睾丸直接分泌，双氢睾酮是睾酮的一种，可促进外生殖器和前列腺的正常发育，对于第二性征的出现和维持有积极作用，促进附睾中的精子成熟。双氢睾酮也是前列腺增生和男性雄激素性脱发的主要原因。

双氢睾酮对男性性功能作用重大，双氢睾酮缺乏，性功能也会走低。但是，双氢睾酮并不能促进肌肉发育，肌肉的发育主要靠睾酮。

以前，有部分医生盲目补充睾酮，意图提高男性的性功能，但是收效甚微，事实证明这是错误的治疗方式。

禁欲以后，男性的睾酮水平又是如何呢？

1996 年，美国一个研究小组进行了一次试验，结果发现，男性禁欲 3 个星期，睾酮水平提高 8%，也就是说，禁欲非但没有造成睾酮水平下降，反而增加了。不过，这也不代表性功能会增强，反而增加了雄激素性（脂溢性）脱发的概率。

而另外一些研究表明，射精并不会影响到睾酮水平的变化，只是射精之后，男性催乳素水平增加、多巴胺水平短暂下降。

而性爱的好处呢？性爱之后释放的大量脑啡肽是最好的安眠药，而且没有任何不良反应，可以缓解紧张情绪，获得更充足的睡眠。性爱有助于全身器官的健康，原因很简单，血流加快、血压升高，血液含氧量增加，滋润身体的各个器官，让第二天更有活力，还有助于生殖系统的新陈代谢，减少前列腺炎、前列腺癌的发病概率。

再来说说精子。精子由睾丸的曲细精管产生，睾丸像一部永动机，能源源不断地产生精子。睾丸的生精和合成雄激素两项功能通过负反馈受到下丘脑和脑垂体的调节，人类精子的生成是一个连续的过程，每时每刻都有精子生成。理论上讲，成年人每克睾丸组织 24 小时大约能产生 1000 万个精子，两侧睾丸的重量为 30 ~ 40 克，每天产生的精子数量很大，可以超 2 亿个。

但是，由于食品及环境污染、肥胖、抽烟饮酒等原因，男性的精液质量越来越差了，每天产生的精子数量现在鲜有达到 2 亿的，现在的普通青年男性，精子总数超过 3900 万为正常。

一般成年男性的精液呈半透明蛋清状乳白色，质地黏稠，一次性生活之后，再来第二次，精液的乳白色降低，变得更透明一些，但与前一次的颜色差异不大。

所以，用看精液颜色、透明度、黏稠度的方法来进行是否有过性生活的简单判断，虽然有一定道理，但误判的概率太高。

男性就算保持每天一次的频率，精液的颜色几乎都是半透明蛋清状乳白色，而禁欲时间长，男性的精液颜色也不会发生大的变化，太过于黏稠，反而可能是一种病了，即精液不液化。

精液不液化或者液化不良，需要去医院做两次精液分析。为什么是两次呢？这样可以帮助医生得到更准确的结果。

正常情况下，刚射出的精液呈胶冻状（很多人不知道精液刚排出来时就是果冻状的，以为自己有什么疾病），在 15 ~ 30 分钟内，转变为液态。精液液化时间超过 1 小时或者不液化，则提示可能存在前列腺炎。

精液不液化或者液化不良，还可能有以下原因：1. 除了前列腺炎，还有精囊腺炎。2. 锌、硒等微量元素缺乏。3. 先天性前列腺缺陷。

吃富含锌、硒等微量元素的食物，对治疗精液不液化有一定效果，譬如海带、牡蛎、海鲜等。

另外，长期禁欲，精子也会老化死去，老化精子太多，精子质量反而更差。

所以，夫妻双方不要拘泥于自我保养，在力所能及的情况下，性爱次数每周 2 ~ 3 次为宜。

## 色字头上真的有刀

与色情有关的文字、图片、视频、游戏、电影，在中国是受到明令禁止的。

色情产品的坏处，大概是罄竹难书了：

一、导致大脑奖励系统的纹状体萎缩，也就是说，观看色情产品次数越多，获得快感越费力。这是德国柏林马克斯普朗克研究所的研究成果，但还需要进一步的研究来证实。

二、观看色情产品次数越多，性满意度越低，尤其是男性。

三、观看色情产品次数越多，在性方面的自律性越差，有更多放任自己和出轨的可能。

四、色情产品最大的坏处是让人上瘾，对青少年来说，往往让他们耽误学业和工作。

五、从医学角度来说，色情产品太容易导致青少年的性观念扭曲。

综上所述，色情产品弊大于利。

## 挑战一次极限又如何

很多男性常会问到男性极限次数的问题：20 岁、30 岁、40 岁和 50 岁的男性，到底一夜几次才正常？

有的人称自己是"一夜七次郎""一夜五次郎"或"一夜三次郎"，甚至，有的 60 多岁还号称自己能"夜夜做新郎"。

但也有人 20 多岁时一夜两次，且间隔要 8 小时，否则根本硬不起来，而不到 40 岁，则变成"几夜一次郎"。

对中老年男性来说，一月一次性爱极限运动，有助于维持性功能。

一夜 N 次郎当然是有极限的，男性在射精以后有一段时间的不应期，随着年龄增加不应期也会延长，所以一夜 N 次郎多在 45 岁以前，45 岁以后的男性，一夜三次几乎是极限了。

我的最高纪录，一夜 7 次，发生在 25 岁左右。而我的一个哥们儿曾吹嘘，他曾经一夜 14 次。我现在都属于中老年人了，迄今还能保持偶尔一夜 3 次的成绩。

那么，有没有精尽人亡的实例呢？没有确凿的实例，有的只是传说。

接下来介绍一些高冷知识。

在多伴侣的动物中，体积较大的睾丸能够让雄性的基因得到最大程度的延续。由于雌性在发情期会与多个雄性交配，1 天内，甚至 1 小时内可能交配 N 次，这时候，雄性要想获得更大的胜算，得使用"精海战术"。

所谓的"精海战术"，就是在雌性体内射出更多的精子，通过数量上的优势来增大自己做父亲的概率。睾丸的相对体积越大，产生的精子就越多。

加拿大多伦多大学的研究人员发现，在美洲的麻雀中，如果种群中的雌性有多个伴侣，这个种群雄性的睾丸就相对较大（睾丸与身体的大小之比）。英国的斯特灵大学和爱丁堡大学的研究人员对索艾羊（Soay sheep）的研究结论也相似。

人类处于食物链的顶端，进化得非常彻底，高智慧、高自律性让人类不再需要那么多性伴侣，一夫一妻制更不需要"精海战术"了。

所以，偶尔挑战一次极限运动可以提高性功能，但是不要每天如此，劳逸结合身体才会更健康。

## 酒对男人不是好东西

很多成功的男士，光鲜亮丽，名利双收。倘若是风流人物，更是美女环绕。有的人可能会问：相比普通人，这些人生赢家的性能力，以及阴茎大小、硬度和持久度是否更优越呢？他们是否也与常人无异，会因阳痿、早泄而四处寻医问药呢？性能力的强弱难免影响人的自信，那么这与人生得失成败有无关系呢？是不是性能力强的人更具备魅力且容易成事？

大多数人理解的人生赢家，大约是通过自己的努力实现了财富自由的人。

我周围的许多朋友，都是实现了财富自由的有钱人，但是他们的成功，耗费了太多时间、精力，光是酒桌上"拼酒"就非常人能做到的。所以，他们很多人的性能力其实比同龄人更逊一筹。

我曾专门研究了饮酒对人体生殖系统和大脑的影响。

有不少早泄病人会通过饮酒的方法来延长射精潜伏时间。

酒精对人体的药理作用大致分为四期：朦胧期、兴奋期、麻醉期和呼吸麻痹期。在前两期，酒精对中枢神经系统和性神经都起兴奋作用，少量饮酒确实有助于消除焦虑和解除身体的疲劳，起到助兴和激发欲望的作用。如果饮酒量大或者量不大但对酒的耐受性过小，身体很快会进入麻醉期，对中枢神经系统和性神经都会产生抑制作用，不仅不能激发欲望，反而会导致欲望减退，妨碍性冲动的传递，甚至造成勃起功能障碍，这就不划算了。

用饮酒的方法来治疗早泄，微醺最好。不过，泌尿外科医生并不提倡这种办法，因为得不偿失。

醉酒，就进入了麻醉期和呼吸麻痹期，主要症状有头疼、恶心、胃痛、疲倦、视力模糊、共济失调、失明，最严重的后果是猝死。

长期酗酒，可能发展为以下酒精中毒性脑病：

一、韦尼克脑病。在长期饮酒的基础上，一次过量饮酒后突然发生谵妄、昏睡、肌肉抽搐或眼球麻痹、去大脑强直或昏迷，清醒后可能转为以下两种病症。

二、柯萨可夫综合征。此病起病缓慢，以记忆障碍为主，伴有虚构或错构、定向力障碍，还可伴有情感和动作迟钝。可发生不同程度的多发性神经炎，检查可见肢体感觉障碍、肌肉萎缩、腱反射减弱或消失，严重时可导致瘫痪。

三、慢性酒精中毒性痴呆。此病起病缓慢，会导致严重的人格改变、记忆减退及智能障碍，不但性功能会丧失，社会功能及生活自理能力也会下降或消失。

"少年听雨歌楼上，红烛昏罗帐；壮年听雨客舟中，江阔云低，断雁叫西风。"年轻的男生和成功男人当然有差距，主要表现为阅历和存款的欠缺，但是他们却有年轻的身体，这是中老年男人渴慕而不可求的。年轻的男生实在没有必要眼冒绿光般地羡慕，假以时日，可能在付出了神经衰弱、椎间盘突出、举而不坚、坚而不挺的代价之后，也能够衣着光鲜地开着豪车，成为别人眼中的"成功男人"。

最后给个建议：年轻人以热情奔放来开拓自己，中老年男人以含蓄自律来要求自己。

第九章

# 持久力：让幸福来得更久一点

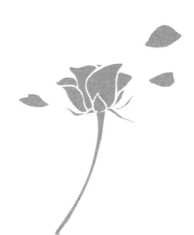

## 初次记忆可以美美的

很多男性关心第一次发生性行为的问题，比如该注意什么，要不要提前吃伟哥等。

实际上，男人初涉性事，几乎都会早泄。因为大多数男性在第一次通常都很激动，导致最终折戟沉沙。所以，男性的第一次大多没有什么值得骄傲的，更多的是沮丧、自卑，或失意。不过没关系，随着性经验的积累，早泄症状会逐渐缓解。性爱过程中，男性会非常在意女性的感受，希望带给女性不一样的体验，三下五除二就能让女性上云端最好。

如果第一次的床上伴侣是自己心仪的女性，很多男性会有一种非常强烈的"我征服她了"的自鸣得意感，其实距离"征服"还差了十万八千里。

女性的第一次大多感觉糟糕，而且经常羞于提及避孕，所以意外怀孕的比例不低。只有35%的女性觉得满意，剩下的65%的女性，失落感久久不能散去。

所以，第一次必须引起高度重视。另外，从医学上来说，越来越多的证据表明，无论男女，第一次如果太晚，可能对以后的性功能造成影响。

美国哥伦比亚大学和纽约精神病学研究所的研究表明，对男性来说，过早开始性生活有更大的感染性病的风险，因为第一次经常是在被成年人勾引或在酒后发生的。而此项研究的重点在于：那些23岁以后才失去童贞的人，容易出现性功能障碍，譬如性唤起困难、勃起功能障碍或不能达到性高潮，甚至导致性冷淡，而且时间越晚，问题越严重。

而对女性来说，由于文学作品和影视作品的渲染，为数不少的女孩会对初夜产生恐惧心理。其实处女膜分布的神经末梢和微细血管都不多，疼痛感很轻微，出血也很少。

在自然状态下，女性的阴道前后壁贴合得很好，当阴道第一次被插入时，阴道黏膜感受到了前所未有的新鲜刺激感，被充满、被撑起来的感觉会让大脑产生错觉，以为是传说中的疼痛。其实，痛并快乐着的感觉很美妙。

假如女性对第一次真的感到害怕，可以事前准备水基润滑剂。

有一点要记住——阴道的两个重要"品质"：勇者无畏，智者无惧。

## 站起来没有那么难

有个22岁的男生，发现自己勃起困难，尤其是在做爱的时候，被女伴撩拨却无能为力，他很痛苦。但他有时候也会出现夜勃、晨勃，中午睡午觉也会勃起，不过勃起硬度感觉不如以往。他曾用过万艾可，但由于没有明显效果，也没有办成事，之后感觉自己性欲都降低了。

晨勃存在，甚至中午睡午觉也会勃起，说明他的勃起功能障碍并不严重。

对于这种情况，确实需要去医院做以下相关检查：

一、夜间阴茎肿大试验（NPT）。可以了解一些具体指标。

正常的夜间勃起参数：每晚勃起频率 3 ~ 6 次，每次勃起持续时间 10 ~ 15 分钟，膨胀周径大于 2 厘米，体积大于常态情况下的 200%。

二、彩色双功能超声检查（CDU）。

三、阴茎海绵体测压（CM）。

四、阴茎海绵体注射血管活性药物试验（ICI）。

必要时，还需要做阴茎海绵体造影、选择性阴茎动脉造影、海绵体活检等，了解是否是器质性勃起功能障碍。

当然，去医院之前，可以尝试服用药物治疗。

口服万艾可后效果不佳，不代表其他 PDE5 抑制剂效果不好，不妨试试以下方案：第一，选择艾力达。推荐剂量 20 毫克，性爱前 30 分钟到 1 小时内服用。第二，小剂量希爱力疗法。采用 5 毫克剂型，每天晚饭后服用 5 毫克，5 天之后，体内能够达到足够的血药浓度，随着时间累积，体内血药浓度是单次 20 毫克剂量的 1.6 倍，此时会有更好的效果。

最近几年对小剂量疗法的研究发现，小剂量希爱力可以作用于阴茎海绵体，使血管内皮舒张及收缩的功能发生一些有益的变化，可能达到治本的目的。同时，因为剂量小，PDE5 抑制剂的不良反应也相应较少。

我个人更推荐小剂量希爱力疗法。

## 原发性困扰可以训练康复

曾有位 33 岁的原发性早泄病人，他的性生活平均 1 周 1 次，很少手淫，性伴侣不固定。自从前 2 年确诊后，他对生活很失望，心理压力很大，觉得自己不是一个正常人，无法过正常生活，也越来越不愿意去接触人，更不用说谈恋爱结婚了。

他用过必利劲，也涂过麻药，效果都一般，通常他要吃必利劲到第三次才能坚持 5 ~ 6 分钟以上的时间，否则依然很快。他甚至想过去做玻尿酸手术。

对于早泄，目前临床上最常用的药物是必利劲。但必利劲并非对所有的早泄病人都能起到良好的治疗效果，总有效率是 70% ~ 80%。一般来说，口服必利劲 3 次治疗早泄无效后，就没有必要继续服用了。

舍曲林与必利劲一样，也属于选择性 5- 羟色胺再摄取抑制剂（SSRI），在治疗早泄方面，效果因人而异。对于必利劲治疗无效的病人，舍曲林可能起到一定的作用。选择性 5- 羟色胺再摄取抑制剂有一个不良反应：导致男性勃起功能障碍。不过这种不良反应是一过性的，停药后就会消失。

对于原发性早泄，仅仅通过增加中枢系统 5- 羟色胺水平显然是不够的，还有一点同样很重要，就是降低龟头敏感度。所以，我强烈推荐使用外用延时型产品来治疗。

原发性早泄的病人无须自暴自弃，要自信。难过时，吃一颗糖，告诉自己生活是甜的。

与伴侣进行性生活时，两人需要互相理解、互相宽慰，要从她那里寻求协助来进行治疗。

有一点需要再次重申，原发性早泄可以治疗，但没有任何一名男科医生会对早泄病人打包票，说自己能够让病人痊愈。

那么，通过性行为训练有用吗？有用，但能否达到基本正常的效果，通常因人而异。一般来说，自我性行为训练半年会有一定的效果。但其实，无改善的病人也很多。还有一种解决早泄的终极方案：找固定性伴侣，坚持每周2 ~ 4次的性爱频率。

早泄的治疗讲究多样化、混搭式，应用最多的是性行为治疗、物理治疗、延时型产品和药物治疗。

接下来，了解一下美国最新的早泄研究。

美国国家健康及社会生活调查（NHSLS）的研究结果显示，按不同年龄分组，早泄患病率分别为30%（18 ~ 29岁），32%（30 ~ 39岁），28%（40 ~ 49岁）和55%（50 ~ 59岁）。

该统计结果患病率相对较高，可能与问卷设计（"是 / 否"二选一式）和研究对象的选择有关。

沃尔丁格（Waldinger）等人按早泄的四个类型分组，统计结果分别为：原发性早泄2.30%，继发性早泄3.90%，变异性早泄8.50%，早泄样勃起功能障碍5.10%。大样本调查结果显示，原发性早泄和继发性早泄的发病率为5%，与"5%人群的射精潜伏期少于2分钟"的结果一致。

**病因**

对于早泄的病因，目前不是非常明确，生理心理学假说包括焦虑、阴茎头过于敏感、5 - 羟色胺受体功能障碍等。目前，支持上述理论的资料有限。

早泄的危险因素主要有以下几点：

勃起功能障碍，早泄的比例较高。尤其需要注意，与勃起功能障碍不同的是，早泄的发生率与年龄不相关。

教育程度偏低者发病率偏高。

其他因素：全身健康不佳、肥胖、前列腺炎、甲状腺激素紊乱，以及心理压力过大、性经历创伤史等。

另外，婚姻状况或收入对阴道射精潜伏期没有明显影响。

**诊断**

对于早泄与否，需要根据病史和性生活史来判断。若诊断为早泄，再进行原发性早泄或继发性早泄的归类。

特别需要留意的是，早泄是情境性（特定环境或特定伴侣）的还是持续出现的，还要注意射精潜伏期、性刺激强弱、对生活质量有无影响，以及有无药物和毒品的不当使用。

此外，还要特别注意区分早泄和勃起功能障碍。

许多勃起功能障碍的病人，因为勃起障碍引起焦虑继而诱发早泄。还有些病人，将过早射精后的阴茎疲软视为勃起功能障碍，而实际是早泄。

早泄诊断的四要素分别是：

1.阴道射精潜伏期（IELT）。

2.射精自控。

3.相关苦恼。

4.妨碍交往。

阴道射精潜伏期（IELT）测定在早泄患者与健康人中存在重叠，不能作为早泄诊断的唯一根据。

在临床实践中，根据自我评估和秒表计时诊断早泄，其敏感性和特异性均达 80%。再结合射精自控力和性交满意度，诊断特异性可高达 96%。

其中秒表测量 IELT 对诊断有重要价值。

## 治疗

早泄的治疗原则是：治疗前必须充分了解病人期望值，并对治疗措施做出全面评估。

对于早泄后果不明显病人，加以性心理辅导和宣教即可。

病人同时存在勃起功能障碍、前列腺炎时，应首先治疗勃起功能障碍和前列腺炎。

行为治疗有其价值，适于服药产生明显不良反应的病人。这种方法比较耗时，需要伴侣密切配合，长期实施有难度，长期疗效又不确定，因此不建议作为原发性早泄的一线治疗手段。

对于原发性早泄，首选药物治疗。必利劲是很多国家（不包括美国）唯一获批的早泄专用药。其他药物为非核准专用药，如选择性 5- 羟色胺再摄取抑制剂、三环类氯丙咪嗪和局部外用麻醉剂，这些药物也对治疗早泄有效。

对于早泄的治疗，还可以选择心理行为疗法，主要包括西曼斯（Semans）的"动停法"和马斯特斯 – 约翰逊（Masters–Johnson）的"挤捏法"。

"动停法"：伴侣帮助刺激阴茎，病人感到有射精冲动时即示意停止，待冲动消失后重新开始。

"挤捏法"：在病人射精前，伴侣用手挤压其龟头。

以上方法通常都需完成三个循环后才能达到高潮。

此外，性交前手淫也是一种不错的方法，推荐青年男性采用。治疗原理在于：通过手淫法射精后，阴茎敏感度会下降，不应期后射精潜伏期延长。

如果存在心理因素，则要进行相应治疗。

总体上来说，心理行为治疗的短期成功率为 50% ～ 60%。双盲随机交叉研究结果显示，其长期效果不确定，疗效不如氯米帕明、舍曲林、帕罗西汀和西地那非等药物疗法。不过，心理行为治疗联合药物治疗的效果更好。

此外，还有一种治疗早泄的方法，就是玻尿酸注射。国内采用玻尿酸注射治疗早泄例数最多的，应该是北京大学人民医院泌尿外科的张晓威医生。玻尿酸注射治疗早泄的机理，张晓威医生表述得很清楚：

注射部位在冠状沟附近，在同房过程中，绝大部分的性活动刺激感受均来自冠状沟附近的神经末梢突起，即珍珠样丘疹这个区域，注射点也基本在这个区域。

早泄的外科治疗类似于走钢丝：一方面，要有一定的减轻局部性活动刺激的效果；另一方面，不能完全阻断这种感觉，否则就矫枉过正了。因此，最好是选择创伤最小的方法，即注射式的方法，像广大女性追求美而接受的微整形一样，做轻微的改动，点到为止即可。

玻尿酸注射于局部冠状沟附近，总注射量约为 1 毫升，并不会对局部外观造成显著影响，但其作为填充物，对冠状沟附近敏感的神经末梢进行了干扰，在没有破坏神经末梢的情况下，使得感觉传导出现了迟滞，因而可以在一定程度上延长同房时间，有效率可达 95%。而当玻尿酸被缓慢吸收——大分子玻尿酸通常会在 1 年到 1 年半内被缓慢吸收——其治疗效果有可能会减弱，此时可以再次注射玻尿酸来加强疗效。

可以说，玻尿酸的注射治疗是一种微创、简单、无并发症、有效的早泄治疗方法。但是，我也收到过几例反馈，说效果并不理想。当然还有另一种情况，就是治疗效果好的就懒得告诉我了。

但迄今为止，玻尿酸注射治疗早泄还没有被任何国家权威的泌尿外科或男科学会列入早泄治疗指南。

## 服药辅助也有门道

有个原发性早泄病人之前吃过 60 毫克 1 粒的必利劲，药效不太明显，得等到第二次同房才可以持久。然后，他把用药改成 100 毫克必利劲和 20 毫克艾希力来助勃，结果效果不错，但服用了 4 个月左右以后，他感觉药效不如以前了，试了好几次，不管是必利劲还是其他助勃药物，都明显没有刚开始那么见效了。

实际上，相关研究表明，服用必利劲，在一定时间之内保持持续性的用药习惯，效果最稳定。但需要服用多久，目前还没有具体答案，根据大规模统计数据结果，只有 9.90% 的病人能够坚持用药 24 个月，79.10% 的病人在 6 个月内会停止用药。停止用药的病人中，有 29.90% 是因为费用昂贵，11.60% 是因为不良反应，5.50% 在寻找其他治疗方案，其余的病人原因未知。

另外，按需服用必利劲 4 周、8 周和 12 周的疗效不一样，在固定的时间周期内，必利劲治疗早泄的效果是逐渐递增的。目前，虽然没有确切的服用疗程，但临床普遍认为按需服用达 12 周，疗效相对更加明显和稳定。

至于上面提到的那位原发性早泄的病人，起初服用必利劲就是 60 毫克的用量，现在已经加量到双效片里的 100 毫克了，够猛。

对于早泄病人，我的个人建议是：

一、如果双效片中 100 毫克延时的必利劲 +20 毫克助勃的希爱力的药效也逐渐降低，那么就不能再加量了。必利劲属于神经递质调控药物，需要逐渐减量，以避免出现停药反应，停药反应发生后，可能会出现戒断反应，譬如头晕、头痛、恶心等症状，早泄的症状也可能复现，甚至加重。

二、做爱之前应急使用必利劲 30 毫克，是必利劲的标准治疗方案。做爱之前 1 ~ 2 小时服用。如果服用 30 毫克后效果不满意且不良反应尚在可接受范围以内，可以将用药剂量增加至最大推荐剂量，即 60 毫克，最大推荐剂量的使用频率为每 24 小时一次。

对于 100 毫克的必利劲，我觉得剂量偏大了。

三、可将按需服用改为每日服用试试。

连续每天服用 15 毫克的必利劲，药效也有可能在半年或 1 年后降低，此时可以增加剂量至 30 毫克，再过半年或 1 年后，药效依然有可能降低。因为存在个体差异，目前的文献没有得出一个确切的数据。

四、出现了药效降低，再恢复疗效几乎是不可能的。

必利劲药效降低，可以尝试换用其他的选择性 5- 羟色胺再摄取抑制剂，譬如帕罗西汀、舍曲林、氟西汀等，也许可以带来惊喜。不过，所有的选择性 5- 羟色胺再摄取抑制剂都存在药效降低的问题，甚至降低出现的时间比必利劲更早。

五、不要完全依赖必利劲来治疗早泄。早泄治疗很有讲究，包括性行为治疗、物理治疗、延时型避孕套及延时型外用药的混搭配合治疗等，唯有如此，才能达到根治的目的。

有位 47 岁的男网友，之前谈了一个女友，两地分居。女生每个月休息 8 天，这 8 天，两人差不多天天做爱，他每次都会服用伟哥，效果很好。后来两人分手，1 年后，他又交了一个女朋友，做爱前依然会吃伟哥，但有两次都体外早泄了，还有两次插进去很快就泄了。他一直以来都手淫，没有其他不适，但就是感觉性欲下降，做爱能力下降，看见女性后有想法，但是硬不起来，即便硬了也会很快软下去。他曾想过试试东革阿里。

东革阿里到底是什么呢？

相当长一段时间内，传闻它是世界上两种天然的壮阳食材之一，被称为马来西亚的国宝级植物。有原片和煎剂，原片泡茶饮，煎剂直接口服。但结论全是来自马来西亚的医学专家们的研究，具体效果还有待考证。其实，多数专家已经否定了东革阿里可以壮阳的结论。

另一种是安哥拉卡宾达地区的一种名为 Pausinystalia macroceras 树的树皮，即卡宾达树皮，可以用于食物烹饪。不过卡宾达树皮服用后的不良反应也很明显，需要谨慎食用。

对于这位男士的状况，该如何预防和治疗呢？

纠正导致性功能低下的不良习惯是必需的。

除了药物，锻炼是最好的春药，游泳最佳，推荐每周游泳 2 ~ 4 次。另外，每晚睡觉前坚持做深蹲 20 次、俯卧撑 20 次、仰卧起坐 20 次，也能起到良好的提高性功能的效果。

还有一项运动，效果不错，值得推荐，那就是凯格尔运动。

## 做对凯格尔运动让你飞

1948 年，妇科医生阿诺德·凯格尔（Arnold Kegel）博士第一次描述了支撑子宫、膀胱、直肠、小肠的骨盆底的肌肉，即"凯格尔肌肉"或"PC 肌""耻尾肌"，并发明了非手术治疗生殖器放松练习。

在日常生活中进行"凯格尔运动"练习有助于防止骨盆底的问题，包括大小便失禁，同时它还可以改善性功能，男女都可以做凯格尔运动。

以下是进行凯格尔运动的几个步骤。

### 运动的前期准备工作

通过阻止尿液的流动（比如小便时突然憋住）来找到凯格尔肌肉。在做凯格尔运动之前，找到凯格尔肌肉是非常重要的。最常用的方法是（小便时）阻止尿液的流动这种紧缩尿道的方式。这种紧缩是凯格尔运动的基本举措，紧缩后让那些肌肉恢复尿流，这样就能很好地意识到凯格尔肌肉的位置。

但是，不要将中断尿液的动作作为日常生活中常规的凯格尔运动。事实上，在小便的过程中进行凯格尔运动反而会使肌肉变弱。

另外，在开始凯格尔运动之前，记得去医院做检查，因为如果身体有问题，可能不适合做凯格尔运动。

使用手镜找到凯格尔肌肉。如果在分离和定位凯格尔肌肉上依然有困难，可以将手镜放在阴道口或肛门之间的皮肤覆盖区会阴的下方，然后收缩和放松你认为的凯格尔肌肉。如果动作正确，应该会看到会阴的收缩。

做运动的时候注意：

第一，在"开启"凯格尔肌肉之前，确保膀胱是空的。

这一点非常重要。不要在膀胱充盈或半充盈的状态下进行凯格尔运动，否则在进行凯格尔运动时可能会遇到疼痛和尿液泄漏的问题。在开始日常练习之前，先做个膀胱检查，这样可以尽可能有效地进行练习。

第二，只专注于收紧凯格尔肌肉。

为了取得最佳效果，做凯格尔运动时，应该只关注凯格尔肌肉，所以应该放松其他部位的肌肉，比如臀部、大腿或腹部的肌肉，这样能帮助集中注意力和增强运动效果。

在进行凯格尔运动的每一步练习时，要确保呼吸顺畅，不能憋气。顺畅的呼吸有助于放松并使凯格尔肌肉得到充分的锻炼。

放松肌肉时，可以将一只手放在腹部，来确保腹部完全放松了。如果完成一组凯格尔运动后，背部或腹部出现疼痛，那么说明练习方式不正确。

第三，选择一个舒适的位置。

无论是坐在椅子上还是平躺在地板上进行练习，都必须确保臀部和腹部的肌肉放松。如果是平躺着练习，应该展平背部，双臂放在身体两侧，双膝微曲并拢，头部放平，避免拉伤脖子。

### 凯格尔运动步骤

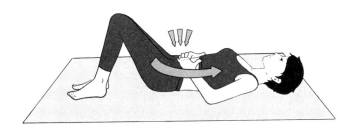

收缩凯格尔肌肉 5 秒钟。如果是第一次进行，那么注意不要收缩太久，以免损伤肌肉；如果觉得 5 秒太久，那么可以只收缩 2 ~ 3 秒。

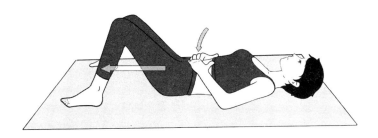

放松凯格尔肌肉 10 秒钟。理想情况下，在重复练习之前，应该让盆底肌肉休息 10 秒钟，保证它们有充足的时间来放松，避免拉伤。数到 10，然后再开始下一次重复练习。

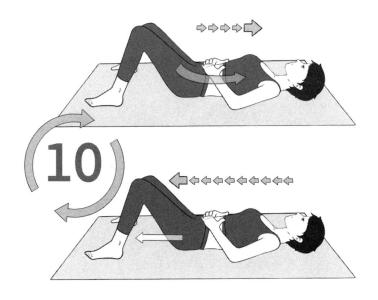

　　重复练习 10 次。如果连续做两次 5 秒收缩，放松 10 秒，重复练习 10 次，就可以被认为是一组凯格尔运动。一次一组的练习就足够了，1 天内需要做 3 ~ 4 组同样的练习，不要太多。

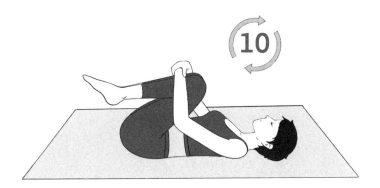

设立一次收缩凯格尔肌肉 10 秒的目标。每个星期可以适当增加收缩时间，但不需要做更长的时间，也不需要每一次多做一组练习。一旦一次收缩达到了 10 秒钟，坚持下去，可以继续做一组 10 秒收缩、10 秒休息的练习，每天 3 ~ 4 次。

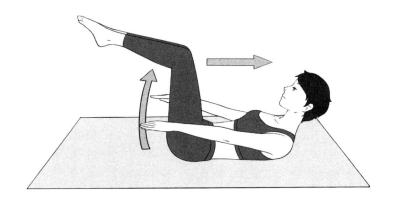

做凯格尔肌肉牵拉运动。这是凯格尔运动的一个变体，平卧屈双膝，想象盆底肌是一个真空的容器，然后收缩臀部，将双腿向上抬升并向内牵拉，保持这个姿势 5 秒钟，然后放松，重复 10 次。

**运动注意事项**

第一，1 天至少进行 3 ~ 4 次凯格尔运动。

如果真的想要坚持下去，不得不将其变成日常生活的一部分。每天 3 ~ 4 次应该可行，因为每一组凯格尔运动不会持续很长时间，可以找到将凯格尔运动融入日常工作的方法。这样就可以像钟表装置工作一样，有目的地在上午、下午和晚上进行练习，而不用担心调度时间的问题了。

第二，让凯格尔运动适应自己繁忙的日常工作。

进行凯格尔运动最让人放心的一点是，运动时没有任何人知道。当坐在办公室的椅子上，和朋友一起吃午饭，或完成一天的工作倚在沙发上放松的时候，就可以做凯格尔运动了。虽然对初学者来说，躺着、找到凯格尔肌肉以及集中注意力都非常重要，但一旦掌握了运动的窍门，几乎可以随时随地练习。

在日常生活中可以养成做凯格尔运动的习惯，如同查看邮件一样。

第三，一旦发现一组凯格尔运动很有用，那么就应该坚持下去，但不用做更多的练习或者更加发奋地去做。如果运动过度，可能会遇到大小便失禁的问题。

如果有规律地进行凯格尔运动，那么效果将在几个月后显现出来。对一部分女性来说，凯格尔运动的效果是惊人的，对另一部分女性来说，凯格尔运动会缓解泌尿道问题。还有一部分女性可能感到十分沮丧，因为她们做凯格尔运动几个星期后，并没有觉得任何不同。对这一部分人来说，应该坚持做足够长的时间，感受自己的身体变化。根据美国国家卫生研究院（NIH）的报道，效果可能在 4 ~ 6 周以后感知到。

如果你认为自己做的凯格尔运动不正确，那么应该寻求帮助。专业人员可以帮助你识别和区分肌肉的正确位置，继而进行正确的锻炼。如果你觉得自己已经做了相当长的时间，比如几个月，但并没有看到任何效果，那么你应该寻求专业人员的帮助。

专业人员可以帮你做什么呢？

首先，如有必要，他们可以提供生物反馈训练。这涉及在阴道内放置监控设备，或者在阴道或肛门附近的皮肤上粘贴电极。显示器可以显示出锻炼后的凯格尔肌肉的情况及你可以持续收缩肌肉的时间。

其次，他们也可以使用电刺激来帮助你识别凯格尔肌肉，在此过程中，通常会用到电流。当电流刺激时，肌肉会自动地收缩。

## 运动小贴士

一、尽量不要憋气、挤压臀部或大腿、收紧腹部，或者用向下推代替
会阴的收缩和向上。

二、熟练后可以更加自信地进行练习，此时你会发现站立时也可以练
习。最重要的是要一直保持练习：洗碗时，排队时，坐在办公室
的办公桌前时，电视节目广告时段，或停车等绿灯时。

三、尝试吃更健康的食物。

四、孕妇也可以进行凯格尔运动。

五、想象自己的肺在骨盆里，吸气时放松会阴，呼气时停止放松。

六、不要在膀胱充满尿液时进行凯格尔运动，这样会导致凯格尔肌肉
变弱，同时会增加尿路感染的风险。有资料显示，膀胱完全空虚
时也不适合做凯格尔运动，所以，在排完尿后自然进行凯格尔运
动就好，可以根据自己的感受和专业人员的建议来进行。

七、上厕所时不要做凯格尔运动，例如小便时中断尿流做凯格尔运动
可能导致尿路感染。

## 延时并不是越长越好

对于做爱的时间问题，美国曾经做过几次大规模的调查。大多数女性认为，做爱时间维持 13 ~ 15 分钟是比较理想的。男性的意见则五花八门，超过一半的男性希望时间越长越好，最好超过半小时。

男女性爱，从来不是一个人的事，面对男性早泄的情况，女性应该给予男性鼓励、呵护，并配合男性一起进行性行为治疗；男性故意拖延时间，女性应该委婉告诉他：你不要了。

做爱 30 分钟以上是什么感觉？与 5 分钟左右的性爱相比，30 分钟的性爱多了一分满足感，但身体也更疲惫一些。这份满足感主要是征服欲。柏拉图说得很好，在感情上，当你想征服对方的时候，实际上已经在一定程度上被对方征服了。首先是对方对你的吸引，然后才是你征服对方的欲望。做爱，何尝不是如此呢？

另外，有几个秘密需要与大家分享：三下五除二地快速送女性上云端（达到性高潮），就是猛男一枚；女性虽然可以多次高潮，但是一波高潮与另外一波高潮之间也可能存在不应期；在她心满意足之后，男性继续折腾，与毫无感情色彩的"打桩机"没有区别。而且，此时女性会对趴在自己身上的那具肉体无比厌恶。强行拉长做爱时间，可能造成女性阴道干涩，甚至损伤。

所以，在做爱问题上，男性应该充分尊重女性的感受，找到两人独有的性爱节奏。

当然，也有极少数女性希望性爱时间越长越好，遇到这种情况，可以在事前准备大量水基润滑剂。

延长做爱时间的方法，其实就是治疗早泄的方法。而导致射精的感觉冲动，90%以上来源于龟头的感受器。

射精中枢分为两个——初级中枢和高级中枢。

初级中枢在腰骶段脊髓，其感觉冲动由阴茎、龟头的触觉感受器传入，其中大约90%的触觉感受器来自龟头，射精第一步，是由交感神经传出的冲动引起输精管和精囊腺平滑肌收缩，从而将输精管和精囊腺中的精液移送至尿道；第二步，借助于阴部的神经传出冲动，使阴茎海绵体根部横纹肌收缩，从而将尿道内的精液射出。

而高级中枢位于大脑，性活动通过各种感官刺激作用于大脑，通过下行途径影响初级中枢，协同发出射精指令。

以前大多数人认为早泄主要是龟头敏感度太高、心理因素造成的，但强生公司的研究小组在10多年前得出了一个结论：5-羟色胺是射精过程中的关键神经递质，下丘脑、脑干和脊椎中存在多种5-羟色胺受体，中枢神经系统的5-羟色胺在男性性行为的神经控制中起到抑制作用，也就是说5-羟色胺水平升高可延迟射精。

于是，通过对选择性5-羟色胺再摄取抑制剂的研究，治疗早泄的药物必利劲研发成功，并于2013年12月在中国上市。迄今为止，必利劲是许多欧洲国家和中国批准的唯一针对早泄治疗的药物。

另外，对射精的初级中枢和高级中枢同时进行干预，可以达到最好的治疗早泄的效果。

此外，飞机杯也是一个好玩意儿，我认为，使用飞机杯比手淫更能训练延长射精潜伏时间。飞机杯的材质与充气娃娃一样，由 TPE、TPR 或者硅胶制成，价格低廉的飞机杯常使用海绵，很坑人，所以一分钱一分货，稀饭吃了不经饿。

此外，还可以用延时型产品，通常用于早泄的鸡尾酒疗法中，如延时型避孕套、延时型喷剂配合不同的药物轮换使用，可以避免产生药物依赖性和耐受性。国内用得最多的是杜伊特延时软膏、人初油气雾剂、利多卡因胶浆或丁卡因胶浆、乳膏。

### 杜伊特延时软膏

杜伊特的药物成分是什么呢？根据厂家介绍，是皮肤科的常用药达克罗宁，达克罗宁是芳酮型局麻药，能够阻断各种神经冲动或刺激的传导，抑制触觉和痛觉，对皮肤有止痛、止痒及杀菌作用。杜伊特的最大优点是，几乎不会造成女性阴道麻木。

当然杜伊特也有不良反应：长期大量使用可能会产生药物依赖性。所以一般最好隔天使用。有少数人对本品过敏，过敏后需立即停药，然后口服抗过敏药物，譬如氯苯那敏等，再次使用应注意用量，涂抹 40 分钟后用清水洗净。

### 人初油气雾剂

人初油气雾剂是由中国研制的专利产品，成分不详，是中国销量第一的延时型喷雾剂。厂家宣称人初油不含成瘾性的性激素物质，并且只是局部吸收药液，没有依赖性，治疗早泄的机理是短暂性龟头脱敏，对精子质量也没有影响。

人初油气雾剂的使用要点：必须提前 30 分钟使用。

### 利多卡因胶浆或丁卡因胶浆

利多卡因胶浆或丁卡因胶浆最具性价比，在做爱前 5 ～ 15 分钟涂抹少许于龟头和冠状沟，可以有效减低龟头敏感度。该药价廉物美，具有超高性价比，属于黏膜麻醉剂，必须去医院购买。去医院开普通的利多卡因胶浆或丁卡因胶浆就可以了。另外，此类药品使用后可能造成女方阴道麻木，影响性快感，所以男方必须戴避孕套。除此之外，该药几乎没有不良反应，可以放心使用。

医院的利多卡因胶浆或丁卡因胶浆主要用于内镜检查的麻醉和润滑，价格非常便宜，而专门用于治疗早泄的利多卡因胶浆，加上了治疗功效，价格就翻了几倍。

男性使用延时型产品有个体差异，谈不上哪种效果最好，需要自己去"折腾"，找出最适合自己的产品！

对于前列腺炎合并早泄，我的具体建议是：必要的话，去医院再做一次前列腺液常规检查；对于尿频、尿不尽，建议口服盐酸坦索罗辛（哈乐）[1]2 个月；如果平时用的延时型产品无效，可以尝试换另外一种；治疗早泄，还可以选择口服药物必利劲。

有人对性爱时间短很在意，但也有人对时间长很担心。有位男生曾跟我说，他能坚持 4 小时不射，长时间膨胀。这种情况会对身体有害吗？

坚持 4 小时不射，在我看来，是很傻的行为，为什么这么说呢？

首先，女性的承受力是有限的，时间太长，女性的快感如枝头的冰花，随时可能被掠去，而随之而来的阴道干涩甚至擦伤会为她带来痛苦。

---

[1]泌尿系统用药，用于治疗前列腺增生症等。

通常，超过 30 分钟，快感程度骤减，就没什么意思了。

当然，有些情况除外，干柴烈火一般的激情四溢；或者彼此的极度痴迷，"宁可抱香枝上老，不随黄叶舞秋风"，此时，做爱活生生地被弄成了一场足球赛：下半场都过去了，比分 0∶0，继续进行加时赛，最后一秒才用一记惊天动地的世界波完成射门。

其次，长达几小时的阴茎勃起非常危险，可能导致海绵体的纤维化，慢慢发展成为勃起功能障碍，得不偿失。所以，无论你的性功能如何鹤立鸡群，最好在 1 小时内结束战斗。

另外还有一个不良反应：长此以往，会导致射精延迟症或者不射精症。

射精是由神经系统、内分泌系统和生殖系统共同参与的复杂生理反射过程，这一过程中的任何环节出现功能或器质性障碍，均可导致射精延迟症或不射精症。

功能性射精延迟症、不射精症最常见的原因是心理因素，包括理性控制的过长性交时间，以及长期手淫造成射精阈值增高等。

倘若以后不幸降临，先采用药物治疗，选择性 α1- 肾上腺素受体激动剂，可以促进射精，譬如口服盐酸米多君（midodrine），2.5 毫克，每天 2 ~ 3 次，但必须在医生的指导下服用！

## 日常生活多注意小细节

有的人在同房时想尿尿,这是什么原因导致的呢?

答案是:生理性尿频。主要有以下几方面的原因:

第一,精神紧张、焦虑情绪,担心自己性功能不行(譬如出现阴茎勃起硬度不够、早泄),交感神经兴奋诱发尿意。

第二,前列腺、精囊腺等副性腺器官充血,类似于炎症刺激。

第三,做爱时刺激到尿道口,产生尿意。

如何改善这种状况呢?首先,做爱的最高境界是投入,投入地做一次,忘了自己,也忘了尿意。其次,做爱前2小时可以尝试口服松弛尿道平滑肌的药物,以 α1 受体阻滞剂为代表,如哈乐,服用 0.2 毫克,可能起到缓解尿意的良好效果。

其实,做爱时有尿意对提高阴茎勃起硬度有帮助。男性在做爱后应该休息一会儿,等到阴茎疲软下来再排尿,因为阴茎勃起时前列腺处于充血状态,压迫后尿道、尿道阻力增高,马上排尿可能导致尿液反流进入前列腺,诱发化学性前列腺炎。女性在做爱之前最好储存一定容量的尿液,100～200毫升,做爱后马上排尿,这样可以有效预防女性"蜜月综合征",即性交后尿路感染!

有个病人,3年前的一次射精,导致阴茎根部靠近大腿的位置疼了一次,之后疼痛向大腿根部转移,他感觉大腿肌肉的血管疼痛,另外,包皮下阴茎里面还出现了小血块。这究竟是什么一回事儿?

射精后大腿根部疼痛,最可能的原因有两个:

第一个，合并精囊炎。注意平时有没有血精等情况发生，可以去医院做精囊的磁共振检查和精液分析。

第二个，射精时阴茎根部横纹肌收缩紊乱，造成神经牵扯痛。

射精时彻底放松，可以有效地避免疼痛的发生。如果疼痛不能耐受，可以在射精前 2 小时口服非甾体抗炎药塞来昔布（西乐葆）止痛。

平时还可以尝试深蹲、俯卧撑、仰卧起坐等运动，也可以起到缓解疼痛的效果。

如果实在不行，最好去医院检查。

第十章

药物：
你才是自己的
『药神』

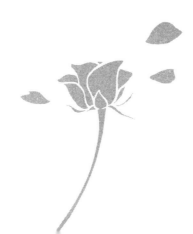

## 袋鼠精：看似威猛的谎言

前几年，尤其是 2015—2018 年，澳大利亚出产的袋鼠精成为不少男性的最爱，它宣称的最大功效就是壮阳。据说，有人第一次买来吃了 2 天，结果可以 1 天做 3 次，但这个人有点害怕后来就扔了。过了半年后他又买了，1 天 1 粒，据说 1 个星期后，他 1 天做了 9 次！

那么，袋鼠精壮阳所谓的理论基础是什么呢？

澳大利亚袋鼠拥有超强的繁殖能力，成年期的雄袋鼠 1 年内能与 30 ~ 40 只母袋鼠交配，看起来威猛无比。人们揣测雄袋鼠体内有稀有元素，于是以雄袋鼠的睾丸和肌肉萃取物为主要原料，提取了一种多糖肽，具有补肾强精、益气提神的功效。从雄袋鼠提取的多糖肽，可以促进睾酮分泌，预防睾丸衰老，被誉为"性爱黄金"。

果真如此吗？

以"袋鼠精"和袋鼠精的英文"Kangaroo Essence"为关键词搜索文献，权威期刊都没有相关报道，倒是中国的"野鸡"期刊不吝溢美之词。而袋鼠精的贩卖模式，更像是传销。

成年期的雄袋鼠 1 年内能与 30 ~ 40 只母袋鼠交配根本不算什么大本事。

根据杜蕾斯的官方统计显示，美国中青年男性每年平均性爱次数为 127 次。倘若性伴侣还能不断变化，肯定超过 127 次。

实际上，答案很简单：澳大利亚袋鼠精能够提升身体机能、延缓衰退，是一个不折不扣的谎言。

早在 2011 年，澳大利亚公平竞争和消费者委员会（ACCC）就发出声明：包装上印有中文的袋鼠精产品，十有八九都存在用夸张措辞欺诈消费者的行为。

更耐人寻味的是，澳大利亚治疗性产品管理局（TGA）只批准了两种袋鼠精产品，而且明确标明仅作出口（Export Only），澳大利亚本地药店或者免税店售卖袋鼠精是非法的，澳大利亚本土代购自然也是非法的。

为什么有些男性服用袋鼠精后确实可以提高勃起功能呢？

2015 年年底，美国食品药品监督管理局（FDA）在袋鼠精产品中检测到药物成分西地那非（万艾可），类似于中国的壮阳中成药，这种偷偷添加药物的行为，属于挂羊头卖狗肉。FDA 发表声明，提醒消费者不要购买这类打着纯天然旗号的所谓能增强性功能的产品，还鼓励大家多多举报。

2016 年，香港媒体报道，部分袋鼠精产品含有睾酮（雄激素），睾丸摄入过量后，非但不能促进睾酮分泌，反而会抑制睾酮分泌，影响精子质量。

特别提醒：患无睾症、睾酮水平低下、中老年男性雄激素部分缺乏症（男性更年期综合征）的男性才需要在医生的指导下补充睾酮。对于普通的勃起功能障碍，不提倡通过补充睾酮来进行治疗。

这样的产品，你还敢吃吗？

## 药物效果一览

有一对男女朋友，由于是异地恋，周末才能去开房。男生每次都会吃点伟哥等药物，他并没有勃起功能障碍，纯粹是为了助兴；女生也会在阴道口抹一点催情的药物。两人每次都能连续做五六次。可是有一次，女生有事没来，男生一个人在宾馆里望着天花板不知道该干些什么，因为他提前吃了药，所以金枪不倒，他不好意思出门，最后只能自己撸了几回才软下去。还有两次，女生临时有事就走了，两人只做了一次就把男生留那儿了，最终男生只能等着阴茎自己软下去，当时他感觉非常难受。他很担心服了药以后，如果不做会不会有伤害，或者会不会转移到其他器官上造成刺激。

下面我们来介绍一下万艾可、艾力达、希爱力、必利劲。

**万艾可**

万艾可大家都不陌生，俗称"伟哥"。2000年7月4日，万艾可在中国正式上市。但是，万艾可不是催情药，它的药用价值在于提高勃起功能障碍病人的阴茎勃起硬度，使他们能够顺利完成性交。

万艾可主要针对心理性勃起功能障碍病人，可以让射精变得更有力，但是快感与服药之前没有太大差别。

2000年秋天，某著名医药公司在成都会展中心召开药品推广会，我也受邀前去了，该公司免费赠送了我一颗万艾可。那时我30岁，性功能和性技巧处于巅峰水平。在一个月黑风高的夜晚，我服下了，结果，射精后半小时内阴茎一直处于勃起状态，勃起时的硬度相当于3级，于是我重新与伴侣进行前戏，马不停蹄地又来了一次。当时的感受一般，没有明显延长射精潜伏时间。所以，没有勃起功能障碍的成年男性不推荐服用。

在中国上市的万艾可，有 50 毫克和 100 毫克两种剂型，对于大多数勃起功能障碍病人，推荐剂量为 50 毫克，在性交前 1 小时按需服用。

起效标准：对于勃起功能障碍的病人来说，能够达到 3 级或 3 级以上硬度，阴茎就能够进入阴道并且顺利完成性交，即为起效。

### 艾力达

2004 年 11 月，德国拜耳公司研发的艾力达在中国上市，以起效时间更短、效果更强而受到勃起功能障碍病人的欢迎。

艾力达有 5 毫克、10 毫克和 20 毫克三种剂型。

万艾可和艾力达的药效，都能持续 4 ~ 6 小时。

### 希爱力

2005 年 5 月，美国礼来公司研发的长效 PDE5（5 型磷酸二酯酶）抑制剂希爱力在中国上市，为 20 毫克剂型。2013 年 12 月，5 毫克剂型在中国上市。

希爱力，因为药物半衰期长，作用时间也更长，最长持续时间可以达到 36 小时，是美国 FDA 和中国 CFDA 批准的唯一长效 PDE5 抑制剂。2014 年，希爱力后来居上，全球销量超过万艾可，成为治疗勃起功能障碍的第一选择。

希爱力、艾力达、万艾可同属 PDE5 抑制剂，根据药物作用时间长短，PDE5 抑制剂分为短效和长效两种类型。艾力达、万艾可属于短效药，制胜法宝是快速起效，性爱前 1 小时服用，药效可持续 4 ~ 5 小时。

**必利劲**

中国上市的必利劲是由意大利美纳里尼制药公司生产的，单粒剂量 30 毫克，专利期到 2022 年截止，在中国没有仿制药。

各种关于必利劲的广告甚至是中国的学术论文，都宣称必利劲治疗早泄的有效率高达 96%。对于这样的说法，我的建议是别信，实际上它只对 70% 的早泄病人有效，能够延长射精潜伏时间 2 倍 ~ 4 倍，长期服用效果更佳。

口服必利劲后，1 ~ 2 小时后身体达到最高血药浓度，所以在做爱前 1 ~ 3 小时服用。

# 服用药物的禁忌

万艾可、艾力达、希爱力最常见的不良反应：头痛，面部潮红，胃部不适，视力异常，如视觉色彩改变和视力模糊，鼻塞或流鼻涕，背痛，肌肉痛，恶心，头晕，皮疹。

三种药物的共同禁忌：在任何时候，正在服用任何剂型的硝酸酯类药物的病人绝对不能同时服用万艾可、艾力达、希爱力；如果合用，病人的血压可能会突然下降至不安全或危及生命的水平。

更具体一些的量化禁忌标准，有以下几个：1. 至少 90 天内曾发生心肌梗死。2. 不稳定心绞痛或曾在性交过程中发生心绞痛。3. 过去 6 个月内发生纽约心脏病协会心功能分级标准 2 级或更高级别的心力衰竭。4. 未控制的心律失常。5. 低血压。6. 过去 6 个月内曾发生脑卒中。

所以，合并高血压、脑卒中等心脑血管疾病的勃起功能障碍的病人，一定要在医生指导下服用这三种药物。

万艾可还有一种比较少见的不良反应：阴茎持续勃起（异常勃起）。如果持续勃起超过 4 小时，就要立即寻求医疗帮助。如果不即刻处理，异常勃起能对阴茎产生永久性损害。

言简意赅地谈一下使用建议。

倘若临时应急，建议服用艾力达，推荐剂量 10～20 毫克，性交前 30 分钟～1 小时服用。倘若与爱人度假时服用，希爱力无疑是最佳选择，推荐剂量 20 毫克，可以连续缠绵 1 天多。

对于诊断明确的勃起功能障碍病人，更推崇小剂量希爱力疗法。至于万艾可，属于经典药物，在希爱力和艾力达缺货的情况下，是良好的替代品。

虽然希爱力号称可以酒后服用，但最好不要这么做。加上必利劲之后，更不能酒后服用。

三种药物治疗勃起功能障碍的有效率大约为 80%，但并非在每一个病人身上都会立竿见影。

万艾可、艾力达、希爱力，是不是可以长期服用呢？

答案是肯定的，可以。对确实有勃起功能障碍的病人来说，长期服用此类药品对身体几乎没有影响。但是我依然不推荐正常人长期服用，为什么呢？

有些男性没有勃起功能障碍，为了在情侣面前表现自己卓越的床上功夫，喜欢用万艾可或希爱力助兴，但是长时间服用可能造成心理依赖，可能导致心因性勃起功能障碍，所以我坚决反对没有勃起功能障碍的正常男性服用万艾可、艾力达或希爱力。

一些人有个疑惑：如果服用药物以后发生关系，导致女性怀孕，是否会影响腹中胎儿的健康？

万艾可不适用于新生儿、儿童或妇女。而到目前为止，并没有临床研究提示男性服用万艾可会对精子质量和女性怀孕造成不良影响，或对胎儿的生长发育造成不良影响。

万艾可的半衰期较短，4 小时左右，药物经过 5 个半衰期后，体内血药浓度不到 3%，也就是说，停用 1 ~ 2 天，就绝对安全了。

与万艾可相似的药物还有艾力达和希爱力了，同属 PDE5 抑制剂，它们的不良反应与禁忌证和万艾可相同。艾力达是起效最快的 PDE5 抑制剂，半衰期与万艾可相当，号称"充电"10 分钟，为爱"鼓掌"6 小时。希爱力的半衰期大约是 17.5 小时，简单计算，停用 5 ~ 7 天，怀孕就绝对安全了。

实话实说，不管是万艾可、艾力达、希爱力，对受精卵和胎儿的生长发育并没有任何影响！

如果实在不放心，备孕期就不要服用万艾可吧。或者准确检测妻子的排卵期，及时停用万艾可，因为很多人总是不怕一万就怕万一。

# 他汀类药物服用影响小

曾有一位近 50 岁的男士在服用他汀类药物后，射精时大脑的眩晕感消失了。停药后，也无改善。这到底是怎么回事？

他汀类药物是降血脂药，主要用于高血脂引起的心血管疾病，譬如高脂血症、高血压、动脉硬化性心脏病等。

目前，国内常用的他汀类药物有辛伐他汀、洛伐他汀和氟伐他汀，以及阿托伐他丁、普伐他汀和瑞伐他汀等。

服用他汀类药物造成射精时的眩晕感消失，可以这样理解：性快感降低。

其实绝大多数男性，在射精阶段和射精不可抑制阶段，是没有眩晕感的。

射精被视为男性性高潮的标志，伴随阴茎和会阴部肌肉有节律性的收缩，维持时间短，一般为 3 ～ 10 秒。

近一半的男性认为大脑的射精指令发出瞬间的快感比射精的快感更加强烈，会情不自禁地呻吟，忍不住的感觉让人欲仙欲死，接着迅速射精。也就是说，最舒服的时刻是似射非射的一瞬间。在射精阶段和射精不可抑制阶段，产生的眩晕感会让性快感叠加。

他汀类药物对男性性功能的影响很小，相关临床研究表明，他汀类药物对男性性功能可能有影响，表现为截然相反的两个方面：一方面，服用他汀类药物的男性出现性功能障碍（主要是勃起功能障碍）的概率降低；另一方面，服用他汀类药物的男性会有极少部分出现雄激素（睾酮）水平下降，从而影响勃起功能和性快感。

对于这位男士的眩晕情况，该如何处理呢？首先，确认是否为合并高脂血症，如果是高血压，就不需要停用他汀类药物。其次，检查一下性激素全套，如果睾酮水平降低，在医生指导下，适当口服补充雄激素。最后，如果相关检查没有问题而且勃起功能良好，可以采用更换性技巧的方式，尝试找回射精时的眩晕感。

## 服用药物可提高血流速度

有位男士感觉自己体力下降，做爱时更是力不从心，一直都是软绵绵的状态，看过小电影之后也是几分钟就"投降"。后来他服用了希爱力，瞬间感觉年轻了 10 岁！但是他担心不良反应，每次只吃 1/3 片左右，可是每次吃完的第一晚，到后半夜，半梦半醒中都会感觉到阴茎勃起，换侧卧位后才感觉缓解。

其实正常的男性都有夜间勃起，只不过随着年龄渐长，夜间勃起的次数、勃起时间会缓慢减少。服用了希爱力，感觉到夜间勃起增加。

希爱力属于长效药，作用时间为 36 小时。与万艾可不同的是，希爱力不受酒精和高脂饮食影响，并且安全性较万艾可好，服药后不良反应少，自上市以来，未发现在体内形成药物残留的案例。

那么，阴茎异常勃起是怎么一回事呢？

人体器官和组织都是由动脉负责供血，静脉负责血液回流，阴茎也同样如此。

动脉不断往海绵体里"灌血"，静脉把"门"关起来，血液流不走，海绵体就会膨胀勃起；把"门"打开放血，阴茎就会疲软。

这个过程中，如果动脉压力不够大，或者静脉该关"门"却关不住或是开放得太早，就会出现勃起硬度不足，疲软过快，也就是发生了勃起功能障碍。

反过来，如果动脉"灌血"太猛，静脉又在该开放的时候开不了，就会出现异常勃起了。

从发生机制上讲，阴茎异常勃起包括以下两类：第一类，缺血性异常勃起，也称低血流量或静脉性异常勃起，主要是白膜下小静脉回流障碍，继而又严重影响了动脉血供；第二类，非缺血性异常勃起，也称高血流量或动脉性异常勃起，主要是动脉血流输入失控，而白膜下静脉未被累及，没有受阻形成血液淤积。

造成阴茎异常勃起的原因，包括服用抗精神病药物、镇静药、降压药、扩张动脉的血管活性药物（比如罂粟碱、酚妥拉明）等，各种神经系统疾病，外力（如金属环）持续压迫，以及血液病（如白血病、镰刀状细胞贫血），盆腔肿瘤压迫，海绵体动脉破裂，血流直接进入海绵窦，使海绵体过多灌注等。

希爱力、万艾可，都是通过扩张动脉血管增加海绵体血液灌注量来提高阴茎勃起硬度的，万艾可造成阴茎异常勃起有零星报道。查阅相关文献，没有希爱力导致阴茎异常勃起的相关报道，甚至希爱力的说明书，也没有注明有阴茎异常勃起的不良反应。

不管是希爱力还是万艾可，都是很安全的药物，在不违背药物禁忌证的情况下可放心服用，不会导致阴茎异常勃起，更不会出现阴茎海绵体纤维化等状况。

## 男人可以多做极限运动

跑步对治疗早泄其实确实没什么用处，比较有效的方法是在做爱时转移注意力或者制造疼痛，也可以想一些不开心的事，譬如巨大的房贷、车贷压力，或者出门被车撞成下肢截瘫、生活不能自理。还可以"扯蛋"，就是在做爱时用手牵扯阴囊造成疼痛。

那么，跑步对治疗勃起功能障碍有帮助吗？

首先来看看一些科学事实——

根据大量文献证明，比较靠谱的结论是：短时间的极限运动，会使得睾丸分泌的雄激素（睾酮、双氢睾酮）增加；而长时间进行小强度的运动，反而使得睾丸分泌的雄激素减少。睾酮及双氢睾酮作用于大脑尤其是下丘脑，与性欲的产生密切相关。

夜间勃起与性激素依赖有关，而反射性勃起与性激素依赖无关，通过刺激脊髓的低级勃起中枢诱发性兴奋后实现勃起，同时与心理因素休戚相关。

所以，不是所有运动都有效。

正确的健身方式确实可以提高雄激素的分泌水平，有助于提高性功能，但提高的雄激素水平有限。有些不喜欢健身的男性，他们的性功能依然良好。

单纯的跑步对性功能提升和治疗勃起功能障碍也没有太大帮助。锻炼，讲究腿部和腰背部力量的全面提升，可以在做爱时做出更多高难度的、体力耗费大的姿势，体会更多的性愉悦。

我推崇短时间的极限运动，譬如游泳、快速爬山。至于健身运动，需要根据自己的身体情况合理安排计划。

真正确定能够有效提升男人性功能的运动建议：

简单易行的运动：每晚睡觉前坚持做深蹲 20 次，俯卧撑 20 次，仰卧起坐 20 次。

复杂的需要长期坚持的运动：特别推荐凯格尔运动。

## 野味壮阳不靠谱

很多男性经常会问：吃野生动物究竟能不能壮阳？

我以前揭露过吃韭菜、羊腰子等壮阳的骗局，那么吃野生动物的人是因为它们真的美味，还是这些人真的阳痿呢？另外，药酒里面泡的那些蛇、蝎、蜈蚣，真的能大补吗？野生动物不能壮阳，这是肯定的。

欧洲曾流传一种传说：在西班牙和法国，有一种神奇的金色甲虫，叫作西班牙斑蝥。西班牙斑蝥体内含有的斑蝥素能强烈刺激动物的尿道，产生灼热和压迫感，促使动物的生殖器充血肿大，并迫切需要交媾以减轻这种压力，这个作用对人同样有效。

后来科学家做了研究，发现这完全是无稽之谈。其他野生动物，也都没有壮阳功效。不仅如此，许多野生动物携带有高致病性病毒，可传染给人类。一些被食客"追捧"的野生动物还是国家保护动物，与珍馐美味伴随而来的可能还有"牢狱之灾"。

酒精是一类致癌物，对人体没有任何好处，所以，用各种中草药、动物器官等泡制的药酒对健康有害无益。而长期喝药酒，反而可能降低性功能。

喜欢吃野生动物壮阳的人未必阳痿，但他们几乎无一例外都担心自己阳痿。

至于蛇、蝎、蜈蚣等动物，除了增加感染各种未知病毒的机会，没有特别大的营养价值！

## 前列腺炎饮食攻略

很多男性经常问我：能否通过饮食来获得"性福"呢？

曾有位网友有一段时间患上了直肠炎、前列腺炎，小腹痛，总是没有"性趣"，毫无"性福"可言，这让他很苦恼。后来他去医院检查，医生叮嘱他戒烟戒酒忌辛辣，他感到不满意，于是问我，有没有特殊的食疗方，饮食应该注意什么，有没有饮食禁忌，还有哪些饮食对前列腺和性能力有何种影响等。

对于"性福"食谱，我唯一能够推荐的是，锌、硒等微量元素，以及精氨酸、维生素，它们对精液质量至关重要。锌在维持精子质量方面具有不可或缺的作用，被称为"婚姻和谐"素。锌、硒广泛存在于动物的内脏、海产品中，其中含锌量最高的食物是牡蛎。植物性食品的含锌量与动物性食品不可同日而语，要少得多，但含锌高的植物性食品依然值得推荐，譬如豆制品、花生、萝卜、大白菜。

前列腺炎的病人应该怎么吃呢？

先表明我的观点，单纯用食物疗法和食物禁忌来治疗前列腺炎、调理前列腺是不靠谱的。

所谓炎症的定义是，具有血管系统的活体组织对损伤因子产生的防御反应。具体临床表现可用四个字来形容：红肿热痛。前列腺炎与其他炎症一样，以充血为主，伴随其他症状，譬如尿频、尿急、尿痛，以及腹股沟区、会阴部、阴囊区域疼痛，尿道外口少许分泌物。

但凡是加重前列腺充血的食物或饮品最好不要吃。

首当其冲的是酒类，因为酒精会导致全身组织、器官充血，前列腺自然会受到影响，所以前列腺炎的病人必须戒酒。

其次是导致全身组织、器官充血的辛辣食品。如果你像我一样生活在成都，那么麻辣味极重的火锅和部分川菜应该少吃。

对前列腺炎病人来说，这是两条基本饮食禁忌。是不是绝对不能吃呢？也不是。症状轻微的前列腺炎病人，偶尔小酌一点啤酒也未尝不可，偶尔大快朵颐一次微辣火锅也在情理之中。前列腺炎的症状及发病过程与心理因素也息息相关，不能愉快地享受美食，反而可能导致病人的焦虑，加重前列腺炎的病情。

至于其他的食物、饮品，可以放心地吃喝。

那么，哪些食物对前列腺炎的治疗有好处？

基础研究表明，慢性前列腺炎病人中，铜锌超氧化物歧化酶含量明显减少，从而提示氧自由基在本病发病中的重要作用，维生素 C 和番茄红素有良好的补充铜锌超氧化物歧化酶的作用，所以病人可以多食用各种蔬菜，尤其是番茄。

慢性前列腺炎迁延不愈的原因，部分在于前列腺腺体细胞中锌的丢失，提高体内锌的水平可以增强抗炎细胞的吞噬功能。

## 不建议盲目使用精氨酸

精氨酸在提升男性性能力方面效果很好，普通人可以服用吗？如果可以，又该如何服用呢？

先摘录一些关于精氨酸与精子质量关系的研究。

1994 年希波纳（Scibona M）对排除了免疫功能紊乱和感染等因素的 40 例弱精子症病人，用 10% 盐酸精氨酸溶液，80 毫升 / 天治疗，6 个月后，精氨酸的补充显著地提高了精子的运动而没有任何不良反应。

1995 年艾登（Aydin S.）用精氨酸、吲哚美辛、激肽释放酶治疗了 45 例少精子症和弱精子症者，其中 15 例接受精氨酸治疗，连续服用 3 个月。结果这些药均可在一定程度上提高精子的数目和运动性。精氨酸治疗组有 3 例妊娠（20%），消炎组有 1 例（6.6%）。

什么是精氨酸？精氨酸是一种 α 氨基酸，也是 20 种普遍的自然氨基酸之一。精氨酸是精子形成的必要成分，为蛋白质的基本成分。含精氨酸的食物有鳝鱼、黑鱼、海参、蹄筋、豆制品、瘦肉、果蔬等。

精氨酸的主要作用之前也说过，它是产生精子的必要成分，缺乏时可以发生少精症。精子质量的优劣取决于蛋白质、维生素、微量元素是否充足，而以胆固醇、锌、精氨酸最为重要。精氨酸还有助于提高机体的心脑血管性。

阴茎勃起需要一氧化氮才能维持，而增加一氧化氮的天然方式之一是口服精氨酸，能增加阴茎内皮细胞的一氧化氮含量，达到帮助勃起的效果。所以，精氨酸还可以有限改善男性性功能障碍。

但是，市面上的大多数精氨酸是以壮阳的保健品方式出现的，甚至号称美国、法国的产品，也混合了譬如淫羊藿、玛卡等成分，让人生疑。

斯旺森（Swanson）L- 精氨酸氮泵胶囊（850 毫克 ×90 粒）比较靠谱，按照说明书口服即可。

其实，我并不赞成男人为了提高性功能而盲目口服精氨酸，只要做到均衡饮食，多吃瘦肉、鱼类、豆制品、各种蔬菜，精氨酸都能得到充足补充。

## 药物有助于备孕

很多人曾问过我该如何快速而高效地怀孕，其实，怀孕更多的是讲究顺其自然。

一般来说，夫妻双方生育能力均正常的话，女性每个月经周期的受孕率不到23%，在10%～15%，半年内会有约60%的女性怀孕，1年内有80%～90%，10%～20%的人会在1年后怀孕。

另外，即使男性只有1%～4%的正常形态结构精子组，受精率也能达到35%左右。

如果男性的精液是流出来的，而不是射出来的，是否会影响怀孕呢？

这种情况其实就是射精无力，它的产生大约可以分为生理性因素和心理性因素。

原则上，精液只要射进了阴道，都有让女性怀孕的机会，射精无力与正常射精在怀孕概率上没有太大的差异。

那男性如果弱精，是不是完全不能受孕呢？也不是。

曾经有对备孕已经3年多的夫妇，男方去医院检查精液，结果活力A为0，B为10%左右，PR只有29%。而且还伴有左侧精索部位可见迂曲扩张管道样暗区，似蜂窝状，服用复方玄驹胶囊半年，没较大起色。后服用博锐精，精子活性大幅提高。勃锐精的有效成分是左旋肉碱和乙酰左旋肉碱，确实可以提高精子质量，但并非对每一个病人都效果良好。之后他又服用中药调理近1年。虽然他的精液检查无大问题，但女方一直未孕。

通常，前向运动（PR）精子＜32%，总活力（PR+NP）＜40%，则为弱精症。

对于弱精症，我的建议是，除了继续服用勃锐精，还可以加服希维力，希维力的主要成分是锌、硒、全蛋粉、刺梨果粉、维生素 C、牛磺酸、甘氨酸锌、叶酸、柠檬酸、低聚果糖等，对提高精液质量有一定的帮助。

再来谈谈很多人可能关心的抗心磷脂抗体（anti-cardiolipin antibody，ACA）。它实际上是一种以血小板和内皮细胞膜上带负电荷的心磷脂作为靶抗原的自身抗体，ACA 阳性与女性不孕和自然流产存在一定的关系，需要向妇产科医生和生殖科医生咨询。

总的来说，关于备孕的注意事项主要有以下几点：

第一，夫妻双方都要养成良好生活习惯，戒烟戒酒，规律作息。

第二，精子的生产、活力需要比腹腔更低的温度，要避免久坐、长时间骑行，备孕期间不要泡温泉、蒸桑拿。对于办公室一族，电脑辐射对精子的影响可以忽略不计，不过要记得经常起身活动活动。

第三，锌、硒等微量元素，以及精氨酸、维生素 E 等对精液质量至关重要，平时应该多吃些富含锌和硒的食物。

精子质量欠佳的男性，可以尝试口服勃锐精，服用 3 个月或半年后再进行 2～3 次精液分析。

此外，性生活的质量也非常重要，女性性高潮时，生殖器周围的肌肉会强烈收缩，有助于将精子吸进子宫，提高受孕概率。

# 患有高血压如何愉悦生活

一些人可能会担心的一个问题是：高血压对性生活有影响吗？

当然有影响，不过影响到的是勃起功能，而早泄与高血压没有关系。大规模临床研究表明，高血压合并 ED 的比例大约为 30%。

高血压可以导致心脑血管疾病，增加心肌梗死或脑卒中的危险，也可以影响性功能。在美国，有 7800 万人患有高血压，又被称为"沉默杀手"。高血压加重心脏和其他脏器的负荷，损伤血管内皮，导致动脉粥样硬化，如阴茎动脉硬化。高血压影响勃起功能的原因主要在于：高血压使得流向盆腔的血流减少，同时也可以造成血管平滑肌细胞收缩程度增加、血管内皮损伤、阴茎动脉粥样硬化，使得阴茎血液灌注量减少。

降低高血压需要服用降压药，治疗高血压常用的药物有五类：1. 利尿剂；2. β 受体阻滞剂；3. 钙离子拮抗剂（CCB）；4. 血管紧张素转换酶抑制剂（ACEI）；5. 血管紧张素受体阻滞剂（ARB）。

降压药中的利尿剂和 β 受体阻滞剂又会进一步影响阴茎的勃起功能。

特别需要指出的是，血管紧张素转换酶抑制剂、钙离子拮抗剂和血管紧张素受体阻滞剂不太可能导致性功能障碍。但是，有两种药物在降压的同时反而有增强勃起功能的作用。

第一种药是缬沙坦（代文），它属于血管紧张素 II 受体拮抗剂，一般我会建议出现勃起功能障碍伴高血压的病人换用缬沙坦（代文）降压。

第二种药是新一代的 β 受体阻滞剂（奈必洛尔），该药对男性勃起功能有积极作用。最近研究表明，奈必洛尔可以改善血管内皮功能，通过 NO/cGMP 通路的激活而逆转男性性功能障碍。

那么，高血压病人进行性生活有哪些注意事项呢？

一、戒烟。

二、限制酒精摄入。

三、减少食物中盐的摄入。

四、营养均衡，食用蔬菜、海鲜、鱼类。

五、控制体重、适当锻炼。

六、治疗勃起功能障碍的药物，如 PDE5 抑制剂，与降压药联合使用通常是安全的。但这些药物与硝酸酯类药物联用会导致危险的低血压，所以用硝酸酯类药物降压的病人禁止使用 PDE5 抑制剂。

第十一章

防护：给自己一个安全的春天

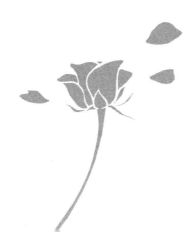

## 那些让人闻风丧胆的性病

中国疾病预防控制中心性病控制中心流行病学室主任陈祥生称，近十几年来，中国性病发病率每年以 20% ~ 30% 的速度增加，呈逐年上升趋势。

为什么会这样呢？越来越多的红男绿女崇尚性自由。

陈祥生特别强调了一点："目前我国性病的诊疗市场尚未完全规范，许多人患病后到私人医生或游医那里看病，导致大部分性病疫情没有报告。"根据他的估计，官方统计人数可能只占实际感染人群的 1/10。

更令人惊叹的是，患有性病可使感染艾滋病的危险性增加 1.5 倍 ~ 18.2 倍。目前，中国性病病人中的艾滋病病毒感染者数量正在不断增多，中国艾滋病的传播正逐渐从有高危行为的人群向一般人群扩散。

什么叫性病？通过性接触、类似性行为及间接接触传播的疾病，统称为性传播疾病（Sexually Transmitted Diseases，STD），目前性传播疾病的涵盖范围已扩展到包括至少 50 种致病微生物感染所致的疾病。

最常见的性病有：淋病、非淋菌性尿道炎、生殖器疱疹、尖锐湿疣等。

**淋病**

我的一个朋友是政府机关的公务员，性格内敛，他老婆与他在同一个单位，平日素面朝天，绝对的大家闺秀。

两人过着朝九晚五的生活，一成不变。他老婆勤快且有洁癖，屋子里永远干干净净、一尘不染。但我这个朋友却经常抱怨：除了床上有块纵横捭阖的小天地，在其他地方，站也不是坐也不是。

慢慢地，床上的活动也变得了无生趣，正好应了那个很经典的解释——审美疲劳。

后来，这位一直洁身自好的朋友经受不住诱惑，在一个雨夜出轨了。据他说感觉很安逸，那女子各种体贴、各种姿势，给他的感觉简直就是"以布衣而笑傲王侯"。

不过，咫尺之间峰回路转，3 天后，他来医院找我，我让他脱下裤子一看，尿道口糊有大量的脓液。

尿道分泌物涂片提示，朋友"中标"了，患了最常见的性传播疾病之一：淋病。

嗯，他被倾盆大雨淋成了落汤鸡，于是得淋病了。

对于淋病的治疗，目前最常用的药物有头孢三代、喹洛酮类（环丙沙星、左氧沙星等）、四环素类（米诺环素）等。如夫妇中有一方得了淋病，应该双方同时治疗。治疗要彻底，必须达到治愈标准后方可停药，否则会转为慢性，性交经常造成急性发作。

治疗期间应避免剧烈运动，清淡饮食，禁忌饮酒，绝对禁止性生活。

治愈的标准是：1.症状、体征完全消失；2.治疗结束后的 4～7 天从尿道取材（进行前列腺按摩），女性从宫颈及尿道取材，分泌物涂片或淋球菌培养连续两次阴性。

临门一脚时的理想预防措施就是戴避孕套，或者事前搞点药吃，如米诺环素，事前 2 小时用温开水服 1 粒（100 毫克），事后 4 ~ 6 小时再服 1 粒，这对预防淋病及非淋可能有效，但缺乏循证医学证据，因为没有医生从事这项研究。

不过，对尖锐湿疣及生殖器疱疹等病毒性疾病的预防就没有效果了。

如果没有药，避孕套也不想戴，那该怎么办？这就需要对女方验身了。

当然，最好、最安全的预防措施还是永远在自己的三分自留地上耕耘——前提是老婆不能红杏出墙。

我的一些观点有不严谨的地方，但急病人所急、痛病人所痛，所以特别通俗化，特别实用。医生的经验性用药在诊疗疾病问题上非常重要，疾病的临床表现千差万别，严格遵循疾病诊疗指南不如没有指南，希望同行们不要吹毛求疵，不然我只有像个傻瓜一样去抄教科书了。

### 非淋菌性尿道炎

一个朋友的朋友，是一家颇具规模公司的老总，在外春风一度后，结果却很是不妙，3 天后，他开始出现尿频、尿急、尿痛，尿道口有少许淡黄色分泌物。之后他在男科医院输了 10 天液，毫无好转迹象。

他得的是非淋菌性尿道炎。

非淋菌性尿道炎是由性接触传染的一种尿道炎，尿道或宫颈分泌物涂片或培养可以查到沙眼衣原体或解脲支原体、人型支原体等多种特异性微生物。

非特异性尿道炎在欧美国家已超过淋病，居性传播疾病发病率的首位，在我国，也呈逐年递增的趋势。

非淋菌性尿道炎病人中，女性是男性的 4 倍左右，其中 75% 的非淋菌性尿道（宫颈）炎无临床症状，成为病原携带者及传播来源，这是目前非淋菌性尿道炎防不胜防的重要原因。

非淋菌性尿道炎潜伏期为 1 ~ 3 周，起病不如淋病急，症状拖延，时轻时重，但比淋病轻。约 50% 的病人有尿痛、尿道痒等症状。初诊时很容易被漏诊。男性非淋菌性尿道炎表现为尿道不适、发痒、烧灼感或刺疼，尿道红肿，尿道分泌物多为浆液状、稀薄，晨起有"糊口"现象等。

依靠涂片及培养可以明确诊断，但小部分病人涂片及培养依然为阴性。

非淋菌性尿道炎确诊后，根据病原体及药敏试验采用抗生素治疗，强调连续不间断用药，要规则、定量、彻底。

有三大类药物对非淋的治疗效果较好：1. 大环内酯类，以阿奇霉素为代表。2. 喹诺酮类。3. 四环素类，如米诺环素。

治愈标准：1. 临床症状消失 1 周以上。2. 尿沉渣镜检阴性。3. 尿道或宫颈涂片及培养阴性。

在我看来，非淋菌性尿道炎是不良民营医院最喜欢用来吓人的性病之一，它的诊断过程较为复杂，目前运用的是先进的免疫检测、PCR（聚合酶链式反应）检查及病原体培养方法，准确率较高。

另外，女性阴道里有 20 多种细菌，包括乳酸杆菌、表皮葡萄球菌、大肠埃希氏菌、衣原体、支原体等，这些菌群在阴道里和睦相处，相安无事，维持阴道内环境的生态平衡。但当人体免疫力降低或者遇到带菌的外敌入侵，就会破坏这种平衡，导致发病。

是否需要治疗的考虑因素：

查出了阴道内有支原体、衣原体，而没有发病，不需要任何治疗。

查出了阴道内有支原体、衣原体，而又发病了，则需要治疗。

需要怀孕的女性，最好将阴道内的衣原体、支原体赶尽杀绝，因为衣原体、支原体会影响精子的质量。

再来谈谈性病打假。非专业人士自然不晓得部分民营医院诊治"性病"的法宝，我因为工作的关系而对此有所耳闻，顺便就来一次性病打假。

不良民营医院欺骗病人的两大绝招如下。

第一招，无中生有。譬如你是个很普通的尿路感染，用点简单的药品就可以解决问题。他们不这么做，而是给你开一堆化验单，而最后的检查结果肯定是性病，化验单上面明确无误地打印出了病原体的照片，你就只有自认倒霉了。

当然，那些照片都是事先存在电脑里的，他们把你辛苦送去的标本丢进垃圾桶，就信手拈来，整出一份图文并茂的性病报告了。

第二招，偷梁换柱。在你交上一笔不菲的治疗费用之后，开始让你输液，你把药品交给护士，护士自然是拿到隔壁的治疗室配液，端出来的液体里面很有可能已经被偷梁换柱，改成了其他便宜的药，或者干脆就是一瓶生理盐水。

### 生殖器疱疹

小杨是我的一位门诊病人，他人长得五大三粗，因为下体出现多处溃疡和脓疱来医院就诊。

生殖功能发育完善的小杨自然是有性冲动的，甚至在街上看到一个漂亮女性，下体的膨胀也可以高耸云端。

糟糕的是，他人生的第一次房事给他带来的可能是永伴终身的一种疾病——生殖器疱疹。

目前，多种有效的抗疱疹病毒药物已投入临床，如阿昔洛韦、万乃洛韦、泛昔洛韦等，但这些药物必须在医生的指导下使用。而要根治生殖器疱疹，关键在于彻底清除潜伏在神经根中的病毒。许多临床医生和科学家正在寻求各种方法，但实现这一目标的路还很长，因此，洁身自好、远离病毒，方为上策。

生殖器疱疹虽然极难治愈，当然并非没有防治的方法。生殖器疱疹一般在不洁性交或与明确患有该病的人有过性接触（如口交）3～7天后发病，当怀疑患有此病时，应及时到性病防治专业机构就诊。由于部分病人表现不典型，因此确诊必须依据实验室的检查，目前，最可靠的检查是单纯疱疹病毒的分离培养和分型鉴定。同时，结合当地性病流行的情况，病人还需要做其他检查，以排除可能合并存在的其他生殖器溃疡性疾病。

生殖器疱疹的病人能够怀孕吗？

生殖器疱疹有排毒期和非排毒期。排毒期就是发病时的状态，传染性极强，不推荐此时梦想怀孕，很可能导致胎儿畸形。而非排毒期就是没有发病时的状态，可以正常怀孕，对胎儿影响不大。

要想延长复发周期，方法就是规律作息，强身健体。

**尖锐湿疣**

尖锐湿疣是很常见的性病，是由人乳头瘤病毒感染所致，初起为小而柔软的红色疣状丘疹，以后逐渐增大增多，表面不平整，湿润，呈乳头、菜花状及鸡冠状。表面可呈白色、污灰色、红色或有出血现象。自觉症状一般不明显，偶尔发痒、潮湿，或有摩擦感。有些病人会有隐性感染的情况，即没有任何症状，用醋酸外涂或湿敷5～10分钟，感染区域会发白。因此，病人和病人的伴侣即使没有症状也要到医院检查，以免重复交叉感染。

尖锐湿疣病人非常关注的就是如何尽快地去除疣体，其实，在尖锐湿疣的整个治疗过程中，相对于抗复发治疗，去除疣体是非常容易的。目前，各种去除疣体的方法（外用药物、激光、电灼、冷冻等）在技术上都十分成熟，单就去除疣体而言，在医学上不存在困难，各级医院都能解决这个问题，甚至连游医也有很多办法，当然不排除游医使用的可能是强酸性腐蚀剂，因此不建议到游医那里治疗。

如果出现下列情况，可排除尖锐湿疣。

男性珍珠疹：主要长在冠状沟或龟头后缘，常沿冠状沟长一圈或一排，颜色呈白色或淡红色，表面光滑，像珍珠一样。用醋酸白试验不会变白。男性珍珠疹很常见，不良民营医院会不由分说地诊断为尖锐湿疣，因为性病太好骗钱了。

女性假性湿疣：主要是长在两侧小阴唇内侧，左右都有，数目众多且对称，每个突起的形态较规则，呈葡萄状或鱼子状。用醋酸白试验不会发白。

另外，生殖器有炎症的时候，男性龟头、包皮及女性的外阴部可出现外观像青春痘一样的小突起物。如果这些突起物在炎症得到控制后消失，那么可以认为不是尖锐湿疣。有些女性在月经前后也会出现类似的突起物，过一段时间突起物就会消失，这种情况也不是尖锐湿疣。

个别病人的增生物形态不够典型，醋酸白试验反应不明显，建议到医院做试验室检查。一般方法是在疣体上取一点组织，做病理检查，然后根据病检结果判断是不是尖锐湿疣。

只要生殖器上面长了不明物体，但凡去不良民营医院，他们会一口咬定是尖锐湿疣，接着声称既要治标又要治本，于是会使用一些让人搞不懂且价格昂贵的药品来输液，结果自然很悲催，赔了夫人又折兵。我诊治过一位1周就被民营医院敲诈11万元的病人，真为病人的智商着急。

尖锐湿疣复发率极高，一次手术能治愈成功的很少，可说是"野火烧不尽，春风吹又生"。

怎么办呢？反复进行激光、电灼等手术，直到疣体不再长出来为止。一般来说，尖锐湿疣复发最常出现于治疗后 3 个月内，随着时间的延长，病人传染性降低，复发的可能性也降低。经治疗 6 个月后不复发，算临床治愈。治疗 1 年后不复发，以后几乎不会复发了。

至于用药，譬如提高免疫力的干扰素、胸腺素等，几个疗程下来需要花好几千块钱，对此我持保留态度。

部分民营医院宣传的排毒疗法，本质上是一场骗局，骗钱，是他们的终极目标。

最后简单聊个小问题：马桶圈会不会传播性病？

曾有非泌尿科、非皮肤科医生科普过，说机场、宾馆的公共马桶不会传染性病，可放心使用。同样，美国影响力巨大的大众医疗新闻网站也曾在 2014 年发表文章说，"公共马桶传染性病"的说法根本不可能，因为像马桶这样坚固的表面是不利于性病传播的。

这一结论其实非常武断，即使在美国，医学专家对公共马桶是否可以传染性病依然存在很大争议，因为即使在干燥环境下，淋病奈瑟菌也可以存活 24 小时，病毒存活时间更长，所以传染机会还是存在的。为了保险起见，可以在上公共厕所时用纸巾将垫圈擦拭一下，具有消毒功能的湿纸巾更好，还要注意在公共卫生间不要到处乱摸，保证手部清洁。如果条件允许，建议使用一次性的马桶垫圈。

如果你有朋友经常声色犬马，那么他就是高危人群。他没有患病，只能说明他运气好，仅此而已，谁敢保证性病会一直放过他呢？！

怎么预防性病？最有效的方法就是洁身自好，避免各种不洁性行为。

## 丝状疣

前段时间，有位男士私信我说他老婆的阴部和肛门之间长了一个小肉芽。他们在网上查了很多资料，以为是尖锐湿疣，当时因为他老婆快来例假，所以准备等例假结束后去检查，结果后来发现肉芽的头部有点发黑，慢慢基本全黑了，而且小了很多，洗澡的时候洗了两下自己就脱落了。他们又查了资料，说这是丝状疣。

丝状疣到底是什么呢？需不需要治疗？

丝状疣与尖锐湿疣一样，同属 HPV 感染。丝状疣好发于 30 岁以上的女性，主要表现为褐色、淡褐色，也可以是正常肤色，皮疹为单个细软的丝状突起，形似小钉倒立在皮肤表面，数量可从数个到数百个不等，好发于眼睑、颈部和头皮等处，一般无自觉症状，但是影响美观，且传染性较强，容易发生同形反应，越来越多，有密集物体恐惧症的人通常是受不了的。

HPV1、HPV2、HPV3、HPV4、HPV7、HPV10、HPV12、HPV15 等低危型可能与丝状疣存在关系。

通常，丝状疣是需要治疗的。

丝状疣的治疗首推激光手术，如二氧化碳激光手术，准确性较高，可以直接对病变部位进行碳化、气化直到病变完全去除，愈后不留瘢痕。

丝状疣也有可能复发，但复发的概率比尖锐湿疣小得多。

就算复发了也没关系，继续进行激光手术，直到疣体不再长出来为止。一般来说，疣体复发最常出现于治疗后 3 个月内，随着时间的延长，传染性降低，复发的可能性也降低。病人经治疗后 6 个月不复发，可看作临床治愈。治疗后1年不复发，以后几乎不会复发了。

至于用药，譬如提高免疫力的干扰素、胸腺素等，对此我持保留态度。迄今尚无可以直接杀死HPV的药物，干扰素、胸腺素等辅助用药的作用不是太明显。

我的建议还是那句话：不推荐使用昂贵的免疫增强剂。

再来看看性病的主要传播途径：

1. 性接触传播。

2. 间接接触传播。少部分病人可因接触病人使用过的物品传播而发病，如内衣、内裤、浴巾、澡盆、马桶圈等。

3. 血液或其他体液传播。

不是帮酒店说好话，就算酒店的床单、毛巾没有更换，染上性病的概率还是非常小的，在没有性接触的情况下，人体皮肤是一道坚韧的屏障，能够抵御大多数性病病原体的侵袭，而且离开人体的性病病原体本来就活不了多久。

在卫生条件差的酒店，人最易染上的疾病大概是霉菌、螨虫侵犯人体造成的尿路螨症、肺螨症、肠螨症和疥疮，以及尖锐湿疣。

# 大可不必谈"艾"色变

之前，微博上一位大V发博文："如果魔鬼要你在艾滋病、糖尿病、牛皮癣、淋巴瘤、白血病和类风湿性关节炎之间做选择，你可一定要选艾滋病啊！"

从疾病的角度来说，我赞同这种说法。

来科普一下艾滋病的相关知识。

艾滋病病原体为人类免疫缺陷细胞病毒（HIV），该病毒在室温、潮湿环境中存活时间较长，约 2 周，HIV 对热敏感，煮沸可以迅速灭活，一般的消毒剂也会迅速灭活。

一般来说，生活淫乱者是艾滋病的高发人群，当然有一部分患者是通过血液等其他传播渠道。

做爱时，如果没有戴安全套，且其中一方是 HIV 携带者或 HIV 病人，男男肛交的感染概率为 0.5% ～ 3%；异性性交，男性传给女性的概率为 0.1% ～ 0.2%，而女性传给男性的概率为 0.03 ～ 0.1%！

从感染 HIV 到查出血液 HIV 抗体阳性的这段时间被称为窗口期。窗口期的长短因人而异，一般为 2 ～ 12 周，可以在发生性行为后的 2 ～ 4 周做初检，满 4 周后结果出来，如果是阴性，可排除感染率为 98%；满 8 周后复检，如果是阴性，可排除感染率 99.99%。大部分人的窗口期为 8 周到 3 个月。为了彻底排除感染的可能性，最好满 3 个月做最终的检查，如果依然是阴性，则可完全排除感染的可能。

至于治疗方法，2016 年 6 月 15 日，国家卫计委正式发布《关于调整艾滋病免费抗病毒治疗标准的通知》，决定在我国实施"发现即治疗"的艾滋病高效抗病毒治疗策略，就是尽早抗病毒治疗。治疗药物很多，在此不赘述了，尽早抗 HIV 治疗可明显延长潜伏期，甚至不会发展成明显的艾滋病，寿命可与健康人一样。

如果在无套性交之后，发现对方是艾滋病病人，应该进行艾滋病阻断治疗。治疗期间应该注意几点。

第一，阻断药可以基本阻断感染，当然也不是绝对的。一项研究中，1864名被暴露者接受了药物阻断治疗，仅有 1 例阻断失败。另一项 4295 名接受药物阻断的男男性行为者，经检测仅 3 例出现阳转。回顾研究显示艾滋病阻断失败的概率为 0.5%。

第二，阻断感染，时机很重要，越早越好。

治疗是否成功与药物服用时间的关系非常大。最好在 24 小时内服用阻断药，2 小时之内最佳。48 小时内服药仍有效，之后效果会明显下降，但 72 小时内服药仍有希望阻断成功。目前认为，超过 72 小时，病毒很可能已经进入血液，阻断成功率比较小，此时服药跟一般的抗病毒治疗一样，当然也不是没有意义，相当于早期治疗，还可减少传染性。

第三，服药期间应定期检查，以监测不良反应以及是否阻断成功。

一般服药后 14 天、28 天、2 个月、3 个月需要到医院复查，以监测药物不良反应以及是否阻断成功。14 天查 HIV 抗体、肝肾功、血常规和梅毒抗体；28 天查 HIV 抗体、肝肾功和血常规；2 个月查 HIV 抗体；3 个月查 HIV 抗体和梅毒抗体。

第四，开始治疗方案及疗程。

其实艾滋病阻断药就是抗病毒治疗的药物，目前常用的是三联，首选方案是拉替拉韦联合恩曲他滨和替诺福韦。另一种方案是把拉替拉韦换成洛匹那韦/利托那韦或依非韦伦，其他同前一方案。一般连续口服 28 天。在发生性暴露后，最好先确定对方有没有感染 HIV，如果确定对方没有感染 HIV，则一般没有必要口服阻断药物。但这也不是绝对，因为如果对方处于窗口期，虽然检测为阴性，但仍有传染性。目前认为服用阻断药不会延长窗口期。

第五，获得阻断药物的途径。

一般通过当地传染病医院或疾控中心就能获得药物。最好提前电话确认是否有药物。如果是职业暴露（比如警察、医护人员），单位会承担费用。如果是非职业暴露（性暴露或其他原因的暴露），阻断药需要自己花钱买。一个疗程 3000 ~ 6000 元，不同方案费用不同。

第六，常见的不良反应。

治疗早期更易出现不良反应，后期发生率低。主要不良反应有药疹、头痛、腰痛、腹泻、恶心、失眠、厌食等。少数人有肝肾功能异常和胰腺炎等。因有不良反应，需要在疗程内监测肝肾功和血常规。

第七，所谓的"事前药"指的是暴露前预防。

暴露前预防是指通过预先服用 HIV 抗病毒药物来预防 HIV 感染。尽管事前口服 HIV 抗病毒药物能显著降低感染 HIV 的风险，但因为耐药等原因，也有可能预防失败，目前没有任何方法能百分之百地杜绝 HIV。此外，这些药还有可能引起肝肾损害等不良反应，也不能防治其他性病，如尖锐湿疣、梅毒等。

第八，不需要随身带药，因为一般接触不会传染。没事带药的人应该有艾滋病恐惧症。

也就是说，艾滋病与白血病、糖尿病、类风湿性关节炎、淋巴瘤等疾病相比，多数可以获得更好的生存质量。

不过，我国依然是一个谈"艾"色变的国家，艾滋病相关知识的科普不到位，让艾滋病病人和病毒携带者备受歧视。

艾滋病的全称是获得性免疫缺陷综合征（AIDS），发病后，意味着人体免疫力的全线崩溃，所以大家谈"艾"色变，多数医护人员也是。虽然艾滋病的治疗获得了很大进展，但医护人员被 HIV 污染的针头刺伤后，感染 HIV 的概率为 0.33%，黏膜表面暴露，感染 HIV 的概率为 0.09% ！

最近几年，我曾经为 4 位艾滋病病毒携带者做过手术。4 位要求做手术的病人都大同小异：事先隐瞒，开具入院证明后或者答应做手术后才告知我他们是艾滋病病毒携带者，其中的一位还带了录音笔，录制了整个看病过程中的对话。

温馨提示，即使是门诊小手术，各级医院也逐渐把艾滋病检查作为术前常规检查，艾滋病病友们真的没有必要隐瞒。

在此，感谢我的同事伙伴们，我们虽然有过短暂犹豫，但最终还是义不容辞地为病人做了手术。

特别感谢门诊手术室的妹妹们，在相对简陋的门诊手术室为一位艾滋病病毒携带者做包皮环切术，她们虽然有抱怨，但依然给了我最贴心的防护。说不害怕，那是虚伪；而没有单纯、善良和真实，就没有伟大。

坚毅的表象之外，请容纳一颗偶尔惊恐而稍带自私的心，治疗创伤的灵丹妙药是人性，医患和谐的灵丹妙药也是人性。

实话实说，我真的不喜欢接诊艾滋病病人和艾滋病病毒携带者，但我不会拒诊、拒收他们。

一些人还担心一个问题：口交感染 HIV 的概率大吗？

目前，口交可以感染的性传播疾病除了 HPV 病毒，还有淋病、非淋、尖锐湿疣、梅毒、生殖器疱疹等。关于口交感染的艾滋病，虽然世界上有零星报道，但并没有得到医学界的公认。

不过，口腔溃疡、口腔出血、牙龈炎、生殖器有伤口是禁止口交的，这会增加性传播疾病的感染机会，理论上，艾滋病也可以通过这种途径感染。

至于艾滋病的预防，虽然安全套不能百分之百地预防艾滋病的传播，但可以达到 99%。

## 男女都要警惕 HPV

有位女生去医院做支原体检测的时候，顺便做了个宫颈癌的检查，结果检测显示 HPV 检测值是 1.11，医生要求她做阴道镜，结果检测报告显示高危型 HPV 阳性，之后又做了活检。她的男友担心他是否也会成为 HPV 携带者。

HPV 是人类乳头瘤病毒的缩写，只侵犯人类，在人体广泛存在。HPV 也是造成外阴癌、口咽癌、肛门癌的常见原因。HPV 已经分离出了超过 130 种亚型，目前熟知的 HPV16、18 亚型，是导致女性子宫颈癌的主要原因。

科普一下 HPV 的分型——

一、高危型 HPV：HPV16、HPV35、HPV52、HPV68、HPV18、HPV39、HPV56、HPV31、HPV45、HPV58、HPV33、HPV51、HPV59；

二、低危型 HPV：HPV6、HPV43、HPV11、HPV44、HPV42；

三、常见型 HPV：HPV63、HPV66、CP8304。

那么，男性是否应该做 HPV 检测？

大约 80% 的女性在某个时间段会感染 HPV。HPV 主要通过以下几种途径传播：1. 性接触传播；2. 密切生活接触传播；3. 间接接触；4. 医源性传播；5. 母婴传播。

那么，该如何检测体内是否携带病毒并消除病毒？

女性的 HPV 检查非常成熟，通过 TCT、子宫颈刮片、采集宫颈脱落细胞，进行 HPV 分型基因检测，检测出 HPV 的亚型。检测结果如果属于高危型 HPV，需要进一步做细胞活检，排除癌前病变。细胞学检测结果正常，每年跟踪随诊一次，随诊时需要同时进行 HPV 及细胞学检验。

男性感染了 HPV，一般没有什么表现，除非发展为尖锐湿疣或口咽癌等。男性的生殖器比较干燥，取样一般选择龟头和冠状沟，容易漏诊，出现假阴性，反而影响医生的判断，性价比极低，所以一般不对男性进行 HPV 检测。有研究表明，如果女性感染 HPV，那么她们的配偶的 HPV 阳性率只有 16%。

一些女性感染了 HPV，会就此判断自己的男人在外面寻花问柳，是一种错误的认识，必须纠正。

感染了 HPV 怎么办？

人体感染 HPV 的时间比较短暂，人体免疫系统会起到自然清除病毒的作用，清除周期为 7 ~ 12 个月。所以即使感染了 HPV，也不需要特殊治疗，更不需要使用昂贵的免疫抑制剂，当 HPV16、HPV18 持续存在时，才可能诱发子宫颈癌。如果 HPV 感染发展成为尖锐湿疣，则必须及时治疗。

对于尖锐湿疣，我们应该了解以下几点：1. 一般由 HPV6、HPV11 亚型感染所致；2. 潜伏期平均 3 个月；3. 临床表现：生殖器绽放的恶心的花；4. 感染 HPV 而没有发病的病人不需要治疗，等待病毒自然消退；5. 手术治疗最靠谱，激光或电灼；6. 复发率超高，复发一次手术一次；7. 半年不复发基本痊愈；8. 不推荐使用昂贵的免疫增强剂！

最后简单说说 HPV 疫苗。它主要针对女性，男性也可以接种 HPV 疫苗，用于预防尖锐湿疣、口咽癌。至于接种 HPV 疫苗的年龄，并不绝对，一般认为，HPV 疫苗最佳开始接种年龄是 11 ~ 12 岁。美国专家的推荐是 9 ~ 26 岁；全球范围内，一般认为可以在 9 ~ 45 岁。

男性接种 HPV 疫苗的年龄跟女性是一样的。

对于适合接种 HPV 疫苗的年龄，各个国家或同一国家的不同机构的建议都不一样，为什么美国多数专家建议 11 ~ 12 岁是最佳接种年龄？因为在美国，中学生随时都有可能发生性生活。其实在中国，何尝不是如此呢？

简而言之，不管是二价、四价和九价 HPV 疫苗，9 ~ 45 岁都可以接种，不要太拘泥于年龄，不过超过 45 岁，就没有必要了，性价比极低。当然也有超过 45 岁的人专程去香港接种 HPV 九价疫苗（我的一个 48 岁的女性朋友曾义无反顾地去了）。

## 真菌让爱必须有选择

有个男生曾问我：他特别喜欢女朋友给自己足交，觉得女朋友穿上丝袜更刺激。当然，事前他女朋友都会把脚洗得干干净净。不过，他还是担心，因为他听说有人因此感染了真菌。

说说足部真菌。足部真菌为皮肤癣菌，是足癣的致病菌，包括毛癣菌属、小孢子菌属、表皮癣菌属。其中的致病菌以毛癣菌属为主，按目前新的分类法，最常见的是红色毛癣菌复合群中的红色毛癣菌和须癣毛癣菌复合群中的指(趾)间毛癣菌。不过，从部分足癣病人的足癣中也可分离出假丝酵母菌属中的白色念珠菌。它们均属浅表真菌。浅表真菌感染后，也会在病人不同部位之间相互传播，如足癣可引起手癣、体股癣及甲癣，如约 1/3 足癣病人伴有甲癣，即所谓的灰指甲。

足癣有一定的家族易感性，尤以"两足一手"型手足癣更为突出。足癣复发率高，约 84% 的病人每年发作 2 次以上。足癣对有些病人的健康、工作、社交及日常生活有明显的影响，如超过 50% 的病人因为瘙痒而影响睡眠，甚至工作及生活。

皮肤癣菌可以在人与人、动物与人、污染物与人之间传播，可因混穿鞋袜，在公共浴室、健身房、游泳池等场所裸足行走，或密切接触病原菌而被感染。皮肤癣菌的存活条件，与其他浅表真菌一样，最适宜的生长温度为 22 ~ 36℃，湿度为 95% ~ 100%。由于不耐热，真菌被杀灭的条件是：90℃ 高温下 10 ~ 30 分钟。

环境因素在浅表真菌感染的发病中也起着一定的作用。湿热环境是皮肤癣菌感染的促发因素，手足多汗、穿不透气的鞋子或免疫功能受损亦是重要的易感因素。

男性的生殖器，尤其是冠状沟，与女性阴道内环境一样，存在一些正常菌群，包括包皮葡萄球菌、大肠杆菌、白色念珠菌等正常菌群，彼此互相制约，并不发病。有了性行为之后，与女性会实现菌群交换，根据美国印第安纳大学布鲁明顿分校研究微生物与环境的戴维·奈尔森（David Nelson）的研究成果，性生活会导致冠状沟细菌构成的变化，出现衣原体、支原体、纤毛菌属等，而没有性生活的男性则监测不到。

男性阴茎清洗马虎或者清洗过度，都可能导致菌群失调，最容易诱发的是白色念珠菌性包皮炎、龟头炎。

曾有位男性，与女朋友做爱时，只要是无套状态，两三天后都会出现龟头红斑、痒痛、部分渗液以及包皮发红的情况。去医院就诊，告知为龟头炎，外用复方酮康唑软膏，基本 1 周恢复。

所以，男性与女朋友性爱之后出现白色念珠菌性包皮炎、龟头炎，最有可能的原因是：第一，女性阴道里的白色念珠菌传染给男性了；第二，冠状沟里的菌群失调，白色念珠菌大量繁殖。

白色念珠菌无处不在，包皮内板与龟头之间的空隙往往成为白色念珠菌的最佳聚集地，白色念珠菌大量繁殖，诱发白色念珠菌包皮炎、龟头炎，出现的典型症状，如龟头、冠状沟和包皮内板红肿，散在或密布的红色丘疹；龟头、包皮内板、冠状沟出现更多豆腐渣样的白色污垢；瘙痒、疼痛、异味，甚至出现恶臭等。

有一份研究称，复方酮康唑软膏或乳膏、兰美抒（盐酸特比萘芬乳膏）的皮肤吸收效果最好。在门诊，这两种外用药物是我的首选用药。使用方法为每天涂抹患处 2 次，直到痊愈为止。

假如没有这两种药，也可以使用达克宁乳膏。

反复发作的白色念珠菌包皮炎、龟头炎，应该去泌尿外科找医生面诊，合并包皮过长的，做包皮环切术，让白色念珠菌失去滋生的环境。

包皮分布有很多皮脂腺，尤其是包皮内板（内面），会分泌皮脂，包茎或包皮过长时包皮不能上翻或者上翻时间少，这些皮脂积聚在包皮内板与龟头之间的空隙中，形成包皮垢。很多男性在洗澡时清洗冠状沟，会搓出一些豆腐渣样的东西，那就是包皮垢。

因此，男性必须每天清洗阴茎，但没有必要对阴茎进行过度清洗，否则反而会破坏包皮内板与龟头之间的空隙的内环境，尤其是使用碱性的肥皂清洗。正确做法是：翻开包皮，用沐浴露涂抹阴茎，迅速地揉搓几下，然后用温水冲洗干净。

而对于女性，应该去当地公立三甲医院妇科检查，通过局部分泌物直接涂片检查或者培养明确诊断是否有白色念珠菌性阴道炎。

女性感染白色念珠菌性阴道炎的途径主要包括阴道菌群失调、性接触传播或被污染的衣物用具及不合格的卫生巾、卫生纸、护垫等传播。

对于这种状况，处理起来很简单，可选择用米可定泡腾片、制霉菌素阴道栓等塞阴道，必要时口服制霉菌素或氟康唑等药物。

## 衣原体和支原体感染

再来说说另外常见的两种：衣原体感染和支原体感染。

衣原体是一类能通过滤菌器、严格细胞内寄生、在宿主细胞中有独特的生活周期的微生物。男女生殖器感染衣原体后，可能诱发非淋菌性尿道炎、阴道炎，需要治疗。

支原体感染在我国是被过度治疗的疾病。相当长一段时间，但凡女性阴道内查出支原体阳性，医生都会开具相应的抗生素进行治疗。而事实上，在正常成年女性的阴道内，查出支原体阳性的比例高于 20%！

男性的支原体感染是导致非淋菌性尿道炎的罪魁祸首之一，如果有症状，必须治疗。

国外的一些研究，男性生殖器的冠状沟也是支原体的寄生地，在做爱过程中，存在男女生殖器菌群的交换，如果没有诱发男性非淋菌性尿道炎，则不需要治疗。

也就是说，支原体在生殖器寄生而没有出现感染症状，可以选择置之不理。但是，在特定的情况下，譬如女性阴道菌群失调，支原体蓬勃生长；或者支原体合并衣原体、淋球菌、加德纳菌，诱发细菌性阴道病、非淋菌性尿道炎、非淋菌性阴道炎，出现尿频，尿痛，尿道口分泌物、阴道分泌物增多，腹痛时，则需要治疗。

怎么预防真菌、衣原体、支原体感染？

第一，肯定是注意卫生，譬如衣服与袜子分开洗涤，发现有足癣后，衣物最好高温烫洗。

第二，保持干燥，手足洗浴后应及时擦干趾（指）间，穿透气性好的鞋袜，手足避免长期浸水，掌跖出汗多时可局部使用抑汗剂或抗真菌散剂，保持鞋袜、足部清洁干燥。

第三，注意浴池、宿舍等场所公共卫生，不与他人共用日常生活物品，如指甲刀、鞋袜、浴盆和毛巾等。

第四，洁身自好，不要乱来。

有个女生与前男友在一起时感染了支原体，分手后用了阿奇、米诺环素治疗过多次，不能断根。后来医生说没有症状不用理会。结婚后育有两子，一直未出现症状。但之前由于未用药，出现了流产，而两次成功怀孕均是在受孕之前用药才成功保胎。

2002—2016 年，她出现了尿频尿急症状，自行用阿奇和诺氟沙星，或单用阿奇。2016 年，她又出现了急性尿频、尿急、尿血，她采用网上的方案无法压制，使得病情拖延了一段时间，之后尿道持续不适，比如尿道肿痛，但非急性的不适症状。之后用过左氧沙星也无效果，但 2017 年顺利产下双胞胎。对于这种情况该如何对待？

生殖器仅有支原体寄生并不会引起不良妊娠结局。妊娠期支原体阳性者，最好同时检测其他细菌，倘若不伴有其他细菌感染，对妊娠结局没有影响，不需要治疗；如果同时检测出其他细菌并出现症状，应该及时治疗。查出支原体阳性的女性，不必等到支原体转阴后再怀孕。

最近几年，更多的研究表明，支原体也属于女性阴道内的正常微生物，如果仅仅是查出支原体阳性而无任何症状，不需要治疗。

如果像这位女性合并支原体感染且出现了尿频、尿急、尿血等症状，使用了阿奇霉素后控制了症状，但之后是尿道的长期不适，具体表现是尿道肿痛，痛可以理解，肿可能就是臆想了。

此时，做相关检查是必需的。首先要做阴道分泌物细菌培养，以及支原体培养和药物敏感试验。还要做新鲜中段尿细菌培养，以及支原体培养和药物敏感试验，了解目前是否还有支原体感染，是否合并其他细菌感染。

阿奇霉素属于大环内酯类药物，是红霉素的衍生物，在临床上应用十分广泛。《5640例门诊病人生殖道支原体属感染状况及耐药率分析》这篇论文中写道，阿奇霉素的耐药性排在第一。

不过，阿奇霉素是治疗支原体感染最有效的药，这种说法是错误的。治疗支原体感染的药物有三大类：1.大环内酯类，譬如阿奇霉素；2.喹诺酮类，譬如莫西沙星；3.四环素类，譬如米诺环素。

我在门诊处理支原体感染导致的非淋菌性尿道炎，使用得最多的抗生素不是已经产生广泛耐药性的阿奇霉素，而是耐药性较低的米诺环素，米诺环素也是广谱抗生素，对普通尿路感染、淋病、非淋菌性尿道炎都有比较理想的治疗效果。

我的具体建议：

一、大量喝水，每天保证3000毫升，以便产生足够尿液，对泌尿道也是一种冲洗。

二、进行阴道分泌物、新鲜中段尿细菌培养，以及支原体培养和药物敏感试验，并根据结果选择敏感抗生素。

三、倘若结果是阴性，可以尝试服用米诺环素，100毫克，每天2次，连续服用10天。

四、不能排除膀胱过度活动症的可能的话，建议去泌尿外科检查，也可以尝试服用卫喜康（琥珀酸索利那新片[1]），每天1次，5毫克，连续服用10天。

---

[1]一种处方药，用于膀胱过度活动症病人伴尿失禁和/或尿频、尿急症状的治疗。

# 戴俩套能降低性病感染风险吗?

很多人问我:做爱时戴两个避孕套,是不是可以延时?是不是可以降低性病的感染概率?

实际上,戴两个避孕套确实可以起到延长射精潜伏时间的作用,但延长时间的长短因人而异。

预防性病的作用呢?戴避孕套可以百分之百地预防性病吗?

答案是否定的! 2011 年 7 月,美国卫生和公众服务部(HHS)发出警告:没有证据表明避孕套能够预防所有性传播疾病。

避孕套不是预防性病最有效的武器装备吗,为什么不能百分之百地保证预防性病的传播呢?

主要原因有以下几点:

首先,天然乳胶避孕套上有许多直径 120 纳米以上的小孔,只能对直径类似于男性精子大小的颗粒(直径约 3000 纳米)进行有效阻隔,对于直径小于 120 纳米的颗粒不能完全阻隔,譬如艾滋病病毒、人类乳头瘤病毒等,有穿透乳胶避孕套的危险。不过,随着避孕套生产技术的进步,避孕套的质量越来越好,记住,一分钱一分货,推荐名牌避孕套,譬如杜蕾斯、杰士邦、冈本等。

其次,部分性病病原体可能从阴茎、阴道以外的病损部位排出,譬如HPV、HSV(疱疹病毒)、梅毒的硬下疳等,避孕套不能完全遮盖潜伏感染和易感部位;而在性爱过程中,生殖器分泌物可能抛洒在身体其他部位导致感染。

最后，性爱过程中如避孕套出现破损，也会失去防护效果。

我赞同一种说法：避孕套不能完全保证健康。但是，避孕套能够预防95%以上的性传播疾病。

所以我的建议是：

第一，洁身自好。美国一位著名的医学教授曾说："作为医生，我所能开出的避免所有性病的最后处方，是禁欲到结婚，并且终身和一位没有感染性病的配偶保持一夫一妻关系。"

第二，戴避孕套，虽然不是百分之百隔绝病原体，但是，95% 已经可以达到基本的保护作用了。刻意戴两个，就没有必要了。戴两个避孕套，可以提高预防性传播疾病的百分比，但并不能起到 1+1 = 2 的效果。

那么，如果没有任何形式的性生活，是不是一定没有风险得性病？那不一定，因为性病并不仅仅通过性传播，所以，不存在百分之百能防性病的方法。但是，多注意卫生，还是可以规避掉大部分风险。

## 医生开具的淋病处方

曾经有位男士染上了淋病。医生给予头孢曲松治疗 5 天后，病人再没有分泌物流出来，但他的尿道一直很痛。医生说没事。后来他吃了不少阿奇霉素，就不痛了，检查也显示无双球菌，无衣原体和支原体。

他以为这样就没事了。

但过了一段时间后，某天他与女朋友性爱完后，他的尿道又开始痛得厉害，去医院检查，仍旧一切正常。但如果他按压尿道，能压到那个痛点。

后来女朋友也去做了检查，也都正常。医生说他抵抗力下降，开了抗生素。但是之后，他的尿道开始分泌一些透明或黄色的分泌物。医生又给他吃了西环素，他的分泌物几乎没有了，尿道也没那么痛了，但是还能压到那个痛点。

对于这种情况，可以确诊为淋病，医生开具的处方也没有问题。那为什么性爱结束后会出现阴茎疼痛呢？

一种原因可能是合并阴茎纤维性海绵体炎（阴茎硬结症），需要去医院找泌尿外科医生面诊，让医生仔细检查。

另外，少部分男性，性生活结束后，或心急火燎地排尿时，阴茎根部横纹肌出现剧烈收缩导致疼痛，发病原因不详。

此外，炎症也会导致疼痛，譬如前列腺炎、尿道炎。性生活时的暴力运动也有可能是导致疼痛的原因之一。

而这位男士，更有可能是炎症导致的疼痛。

我的治疗建议是：1. 口服米诺环素 100 毫克，每天 2 次，连续 10 天；2. 口服塞来昔布，0.2 克，每天 1 次，连续 5 天；3. 多喝水，每天喝水 3000 ~ 4000 毫升；4. 忌辛辣食物，戒酒。

## 你可能误解了"捐精"

"有护士小姐姐帮忙，陪看片，事后还会给好东西吃补充营养。"听到这样的话，你会想到什么？很多男生会想到"捐精"，如果真像传说那样一边爽，一边把钱挣了，还能帮助他人，何乐而不为？

那么捐精该去哪儿捐？怎么捐？又该怎样避免上当受骗呢？

实际上，捐精的要求非常严苛，除了年龄、学历、身高等基本要求外，还必须身体健康，还要排除遗传病病史、性传播疾病，所以会进行相关检查（包括染色体检测）。

对精液质量的要求呢？要求要高于世界卫生组织《人类精液及精子—宫颈黏液相互作用实验室检验手册》中精液变量参考值的标准：譬如精液量大于2毫升，精子密度大于6000万/毫升，冷冻复苏存活率大于60%，其中前向运动精子大于60%。

和以前相比，现在的男性精子质量普遍下降，环境污染、不良生活习惯是导致精液质量不佳的重要原因。

中国的环境污染就不说了，说了都是泪。譬如雾霾中的重金属颗粒会延缓生精周期和精子在附睾里的获能过程，我们的饮用水、食物都不那么干净，高速发展的社会，只追求GDP的社会，我们的后代不仅输在起跑线上，也输在输精管内的长途奔袭中。

告诉大家一个瞠目结舌的事实：2017年，人类精子库中捐精者精液不合格的比例高达81%！其中湖南省年轻捐精者的合格率不到20%，而在2001年合格率曾高达 50%。

怎么才能提高精子质量呢？ 1. 规律作息，戒烟戒酒。2. 平时多吃锌、硒等微量元素、精氨酸、含维生素 E 丰富的食物，如动物内脏、海带、海鲜、鱼类、豆制品。3. 尽量不吃外卖饮食。4. 避免长时间泡温泉、长时间骑行、长时间穿紧身裤，为阴囊创造一个清凉的环境。5. 避免滥用药物。6. 尽量少吃或不吃腌腊食品。

所以说，捐精并非一项很简单的任务。

很多人常问的另一个问题是：捐精有报酬吗？有，但那不叫报酬，而叫补贴，不同省份的支付标准不同，因为捐精者完成一次完整的捐献需要来回医院 6 ~ 10 次，完成捐精过程至少需要半年以上时间，捐精前的各项检查就足以让人身心疲惫，单是一项艾滋病检测阴性的结果就需要 6 个月，只有这样才能绝对保证精子没有问题。

记住了，捐精是一项福利事业！

那多捐几个是不是可以发家致富？以后会不会子孙满堂？

实际上，捐精者的年龄必须在 22 ~ 45 周岁，就算各项体检合格（几乎不可能的事），从 22 岁开始，每年捐一次，能有多少收入呢？ 10 万元上下——远远谈不上发家致富。

子孙满堂？做梦去吧。按照规定，每个捐献者只能在一个精子库定点捐献，并且精源最多提供给 5 位受捐者，一旦满额，这份精子就将被销毁。而且，现在中国的人类精子库都实现了联网、共享信息，捐精者是没有机会年年捐精的。

那么，捐精者会不会知道自己的精子捐献给谁了呢？

事实上永远不会知道，捐精者和使用者的姓名、地址等具体资料都将严格执行双向保密。

至于怎么捐、去哪儿捐，几乎所有直辖市和省会城市都有人类精子库，网络上搜寻就能找到答案。

至于那些"重金求子"的小广告，都是老掉牙的骗术了。

## 饭后不能马上办事儿

有的男性为了提前"储存体力"，会吃排骨之类的所谓"硬货"。然而往往因为吃得过多，引起小腹胀痛，可能导致勃起问题，而且非常容易早泄，有时甚至不足 1 分钟。而如果吃相对清淡些，问题就不那么严重。

对于这种情况，该怎么解释呢，是心理原因，还是饮食和作息问题呢?

实际上，早泄与性爱之前的饮食没什么关系。

不过，有一点要注意：饮食之后马上性爱不是最佳选择，因为此时体内的血液调集到了胃肠道，供消化所需。吃得太多，反而可能导致阴茎海绵体充血不足，诱发勃起功能障碍。

最佳性爱时间是：吃了一顿粗茶淡饭，歇息一会儿，不饿不饱不困之时。

现代人的作息时间，朝九晚五，考虑身体的疲惫程度，晚饭后 2 ~ 4 小时，洗一个热水澡、漱漱口，情侣或夫妻躺在床上郎情妾意，大约就是最佳性爱时间了。做之前洗澡、漱口，这是基本礼仪。

性爱之前该怎么吃，吃多少？不要因为性爱就放弃美食——爱不能辜负，美食也不能辜负啊！喜欢吃啥就吃啥，吃饱就行！另外，如果饮酒，记得要适量。

## 不建议做入珠手术

对于"犹抱琵琶半遮面"的阴茎入珠术，不少男人都想做。一些做过该手术的男性可能会经常在他人面前炫耀自己每次都能让女友高潮。

阴茎入珠术主要流行于东南亚，是男人为了取悦女性、提高女性快感的一项传统手术。简而言之，就是将某种珠子植入男性阴茎皮下，伤口愈合后，尤其是勃起时，凸出于阴茎表面，做爱时会摩擦到女性的阴道，令女性更容易达到高潮。

入珠材料分为天然类和化学合成类，天然类有玛瑙、玉石、象牙、牛角；化学合成类有钢珠、铁珠、矽胶、硅胶、玻璃珠。最好选择天然的，因为人体对天然的材料没有排斥，不影响日常生活。

入珠安装部位：阴茎冠状沟。

入珠排列方式：单点式、双点式、单排式、双排式、单环式、双环式、分列式、不规则式。

不管是什么排列方式，入珠至少要4颗，形成上、下、左、右一个圆圈状。

至于效果，我得实话实说——女性的性高潮分阴蒂型、阴道型、混合型三种，光凭刺激阴道，仅仅只有20%的女性能够获得性高潮，阴道内敏感的神经末梢实在太少，所以阴茎入珠术起的作用不大，更多的是感官刺激。

何况，更多的女性，会把安装入珠的男性当成有特殊性癖好的怪物。

所以，我的意见言简意赅：入珠手术，最好不要做！

这种手术会造成伤害吗？性爱时，包皮内外板的皮肤处于滑动状态，有着令人舒服的滚动感，而入珠手术后珠子扰乱了正常的滚动感，可能造成男性快感减少，珠子的排异反应、合并感染更是让男人苦不堪言。

到现在为止，大型公立三甲医院都没有开展这项手术，部分民营男科医院倒是开展得如火如荼。

其实，有很多种性行为训练可以让情侣之间水乳交融，为什么要选择入珠呢？真不必舍近求远，给对方的情意和肯定才是最好的办法。

## 同姓和近亲是一回事吗？

有个男生喜欢上了跟他同姓的高中女同学。两人同在一个县城读书，但是两家在不同的乡镇，两地的人最起码有50年是没有交集的。两人曾有过简单的接触，后来男生对女生的感觉开始有点复杂，他不知道自己到底是不是喜欢她，也不知道对方对他又是怎么想的。他问我他俩是不是近亲？有没有可能发展下去？如果发展成男女朋友关系，又该如何处理和她家人之间的关系？

来谈一个特殊的问题：近亲结婚。

近亲结婚的主要危害：每个正常人身上可能携带有几个甚至十几个有害的隐性等位基因，近亲通婚会使得这些隐性等位基因有更多的相遇机会，并且产生遗传变异。人类的核基因组一半来自父亲，一半来自母亲，在近亲通婚的情况下，两个有相同问题的基因结合到一起的机会远远大于非近亲通婚的人。

所以相关的法律早已有之。我国 1980 年 9 月 10 日第五届全国人民代表大会第三次会议通过的《中华人民共和国婚姻法》中第一章、第六条有明确的规定，直系亲属和三代以内的旁系血亲禁止结婚。

直系亲属之间的性关系，有一个很让人鄙夷的名词：乱伦。乱伦在人类进化史中偶见，即使在动物中，它们也会自然而然地排斥乱伦。

中国有一组研究，2006—2007 年，生物学家在长达半年的时间里对黄山短尾猴的交配行为进行了观察记录，发现在它们多达 360 次交配行为中，只有 7 次是近亲交配，且没有出现母子乱伦。

国外相关的研究更多，多数心理学家和动物学家认为：不乱伦，是动物的天性。

人类具有一个特点：从孩提时开始，会启动身体里的亲缘自动识别系统，把与自己朝夕相伴的人视为亲人，成年以后会抗拒与异性亲人发生性关系，对亲人会本能地产生性厌恶。一个佐证是：即使是童养媳，性冷淡的概率和出轨概率也远远高于正常人。

为什么人类还有乱伦现象发生呢？一些医学专家认为这是种病，是基因结构出了问题，但是没有更多的相关资料。一些心理学家也认为这是种病，属于精神病。

再回到这个男生的问题上来，其实同在一个县住在不同的乡镇，简单地对家谱追根溯源，就会明了是不是近亲。

其实，两人虽然同姓，扯上亲戚关系的可能性微乎其微，不然祖辈早有来往和交集了。

中国最大的两个姓是李、王，各自的总人口数均超过了一亿，倘若同姓不能结婚，会扼杀多少荡气回肠的爱情。

所以，还是要勇敢地追求自己需要的幸福。男欢女爱，本来就是一个互相选择的过程。当然了，是否能够共结连理，还要看缘分。

## 哪种内裤最治愈小弟弟？

内裤的选择其实是个很重要的问题。

据说曾有人尿频久治不愈，后来找出了原因：之前买的内裤太小了，阴茎总是受到压迫无法舒展，后来买了几个大点的，瞬间治愈。

阴茎竟然能"憋"出病来？内裤太紧会导致尿频？

我差点就信了，幸好我是泌尿外科医生，有非常丰富的临床经验和人生阅历。

关于内裤的选择，是很考究的，舒适永远是第一要素。男士内裤的材质主要分为几大类型：纯棉、尼龙、莫代尔、竹纤维、COOLMAX（一种涤纶面料）和纸内裤等。

多数泌尿外科医生对男士内裤没有过多的研究，以前我们通常向阴囊潮湿的病人推荐棉质内裤，现在看来这种观念也有偏差，因为棉质内裤吸湿性强，排湿性差，缓解阴囊潮湿的效果并不是太好。

对于阴囊潮湿的男性，可以选择尼龙材质，吸湿性和排湿性兼顾，也很轻，能给阴囊最妥帖的呵护，温度也适合精子的产生。

其他还有竹纤维材料、再生纤维素纤维材料。它们在对抗阴囊潮湿方面要比棉质内裤好很多。

网上有不同材质的男士内裤可选择，总之一分钱一分货，银子少了，阴囊难过；贵，不但是一种生活品质，更是一种人生态度。

关于阴囊潮湿，一些男科医院总是"忽悠"成前列腺炎，其实阴囊潮湿不是病——出汗是一种自我调节机制，帮助阴囊找到最适合的温度。

至于内裤的尺寸、颜色、款式怎么选，其实让伴侣选择更有情趣。

不过选择的时候要留个心，别被忽悠了，比如有些号称改善性功能的磁疗内裤，这其实就是为了骗智商税的。

说实话，我倡导裸睡。

在茹毛饮血的原始时代，我们的祖先岂止不穿内裤，连衣服都不穿。不管是中国还是欧美国家，人类穿上内裤是一个渐变的过程，中国的史书记载中有一个名词：穷绔。穷绔指的就是内裤，保卫私处。欧洲呢，起初是缠腰布，中世纪有了 braies[1]，braies 是一种比较宽松的内裤。至于紧身内裤，则是近百年才出现的。内裤对男性生殖器能起到塑形和缓冲作用。

那么，不穿内裤有什么好处呢？

生殖进化的一个规律是：睾丸这东西，哪里凉快待哪里。不穿内裤，似乎可以让睾丸保持自由，保持相对低温的环境，有助于生精功能。另外一个好处就是个性自由。自由是人类得以自豪的唯一珍贵物品，男性让阴茎享受这种自由，也许心理更加满足。所以，偶尔会见到永远不穿内裤的男人。

不穿内裤有没有什么坏处呢？也是有的。

泌尿外科急诊偶见不穿内裤的男人被外裤拉链夹住阴茎或者阴囊的事情，非常疼。忘记拉上拉链是男人常见的事，春光乍泄，被人当作露阴癖就丢人了。

男人的尿道九曲回肠，屙尿不抖，还有。但是，随便怎么抖，总有一小滴濡湿裤裆；大便呢，放屁或者拉屎完毕，总有屎颗粒污染裤裆。少了内裤，外裤得增加更换频率。

性欲来袭，阴茎毫无羁绊地向女性行注目礼，不太体面。没有内裤的贴身保护，阴茎、阴囊随意与外裤摩擦，并不舒服。

特别声明一下：目前，没有任何证据表明不穿内裤会增加尿路感染的发病率。

人一生至少有 1/3 的时间是躺在床上的，对于那些一直穿着内裤的男人，我的建议就是裸睡。

关于裸睡，主流观点认为好处多多，美国《睡眠》杂志发表了一项研究：

---

[1] 萨克森语，指口袋似的宽松衬裤，长及膝盖，用亚麻布做成，腰部穿有绳子可以束紧。

裸睡的温度应该控制在 21℃以下，这有益于抗衰老激素更好地发挥作用。

裸睡对身体肯定是有好处的。人体最大的器官是皮肤，裸睡有利于皮肤的汗腺、皮脂腺的分泌，从而有利于皮肤再生，保持光洁如新。裸睡有利于消除紧张情绪，更容易获得充足的睡眠。

裸睡，有利于生殖器的卫生，尤其是避免霉菌感染，能够在一定程度上提高精子活力。

情侣、夫妻之间裸睡有利于增加感情和"性趣"。美国有一项调查发现，裸睡情侣、夫妻的性满意度更高，性生活次数更多。

当然也有人反对裸睡，认为全身裸露会降低双方身体的神秘感，而被子对生殖器的摩擦可能导致性欲亢进。

温馨提示，裸睡必须保证适合的温度，不能太冷，16 ~ 20℃比较适宜。床单至少每周一换，避免霉菌和螨虫的肆虐。

第十二章

病痛：
那些难言之隐的伪装

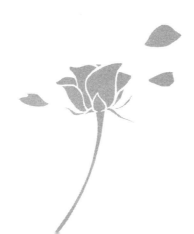

## 阴茎真的会折吗？

阴茎为人类的繁衍做出了巨大的贡献，而它的品格尤为宝贵：居功不自傲，深藏功与名，有机会就"摸爬滚打"，没有机会就养精蓄锐。

但是很多男性在做爱的时候不懂得保护自己的阴茎。

有一次，一位男生在和女朋友做爱时，由于当时他的女朋友刚刚结束"大姨妈"，两人大概有 10 天没有做爱了，因此两个人都比较兴奋，采取了男下女上的体位，女朋友稍微前倾。后来，做爱过程中动作有点大，男生的阴茎突然"咔"地响了一声，把他吓坏了，赶紧检查，还好没事。不过，两人兴致全无，最后也只能草草收场了。

男性在做爱的时候应该怎样保护好自己的阴茎？用什么样的体位比较安全呢？

先来了解一个问题：男性的阴茎里究竟有没有骨头？

这个问题一直困扰着许多涉世未深的少女。答案是否定的，男性的阴茎里面没有任何骨头。阴茎勃起时确实如同有一根骨头一样，但这是一系列神经及血管活动所致。

简而言之，阴茎是由两根阴茎海绵体和一根尿道海绵体组合而成。尿道贯穿于尿道海绵体之中，内接膀胱，外达阴茎头；阴茎海绵体里面有丰富的血管窦，外面被坚韧的白膜包绕。副交感神经兴奋时，阴茎海绵体内的小动脉及血管窦的平滑肌细胞舒张，海绵体血管窦扩张，动脉血流量增加，阴茎海绵体充血胀大。胀大的阴茎海绵体压迫白膜下的小静脉，使静脉血流出通道关闭，盆底肌的收缩也可压迫海绵体，使之进一步胀大、坚硬，从而产生勃起。交感神经兴奋时，小动脉及血管窦的平滑肌细胞收缩，海绵体压力下降，静脉开放，阴茎开始疲软。因此，平滑肌舒张、动脉血流量血流速度及静脉血流阻力是阴茎勃起的三个要素。

阴茎断裂又是怎么一回事呢？

当阴茎处于疲软状态时，白膜的厚度为 2 ～ 3 毫米；当阴茎处于勃起状态时，白膜会变薄，厚度低于 1 毫米。当阴茎勃起时，由于海绵体充血扩张，使包绕阴茎海绵体的白膜处于高度紧张状态。这时，如果阴茎受到强烈的外力作用，使阴茎的根部与头部向中间形成一股较大的折压力，就可导致白膜破裂，这就是所谓的阴茎"骨折"。临床上将这种阴茎"骨折"叫作阴茎海绵体破裂，而真正发生破裂的部位是包绕阴茎海绵体的白膜。

我从事泌尿外科工作有 20 余年，遇到的阴茎断裂只有 14 例。印象最奇葩的阴茎断裂有 3 例。

第一例，女方设计了两对拉环，通过房梁用绳子连接在一起，男女互动，女上男下位，彼此一拉一松，使得男方仰卧起坐，颇为刺激。不过，就在两人"热火朝天"时，绳子突然断了，女方高悬的屁股重重地坐了下去，只听"啪"的一声，男方的阴茎断了。

第二例，某哥们儿见了女孩就如饿狗扑食一般，做得正酣的时候，女孩突然一个鲤鱼打挺抽身出来，生生地拧断了他的命根子。

第三例，有一少年早晨起床观察阴茎晨勃，发现阴茎出现了侧弯，于是愤然用手反方向强行矫正，结果导致阴茎断了。

阴茎海绵体破裂多因性交不当、暴力手淫所致，多见于女上男下位。其实，每位女性阴道口至肛门的距离不等，阴道或靠前或靠后，所以男女生殖器的契合度应该找到一个舒服的姿势。实际上，撞断、坐断男性命根子偶有发生。

阴茎海绵体破裂的临床表现主要有：阴茎剧烈疼痛、阴茎皮肤肿胀瘀血，甚至形成巨大血肿、阴茎头偏向受伤一侧等。

一般根据病史及临床表现基本可以确诊，B超可以作为手术前的损伤定位检查，了解白膜断裂的部位，部分病人根据损伤的严重程度需要做阴茎海绵体造影及尿道造影。

对于阴茎海绵体破裂的治疗，通常进行早期手术，清除血肿，修复破裂的海绵体白膜，倘若合并尿道损伤，则同时行尿道修复。手术效果很好，对以后的性生活没有影响。术后1个月甚至更长时间需要禁欲，具体时间可遵医嘱。

## 精索静脉曲张影响

有个说法是，有15%的男人有精索静脉曲张。很多人听说后心里会惶恐，担心会影响生育等问题。

那么精索静脉曲张是什么病？哪些行为会导致精索静脉曲张，久坐，运动？会不会影响性生活？

精索静脉曲张是泌尿外科的常见疾病，也是导致男性不育的主要原因。多见于青壮年，发病率在正常男性人群中为 10% ~ 15%，在男性不育症病因中占 19% ~ 41%。

精索静脉曲张是由于包绕精索的精索静脉和蔓状静脉丛的扩张而引起的血管性精子发生障碍，以左侧发病为多，亦可双侧发病或单发于右侧。关于精索静脉曲张的发病原因，主要分为原发性及继发性两种。

原发性精索静脉曲张可能源于血管内压力增高，左侧精索静脉行程长并呈直角汇入左肾静脉，肠系膜上动脉和主动脉压迫左肾静脉，影响左精索内静脉回流，即为"胡桃夹"现象（NCS），精索内静脉周围的结缔组织薄弱及静脉瓣膜功能障碍、关闭不全，精索静脉管壁组织结构异常，精索静脉解剖变异，提睾肌发育不全等解剖学因素或发育不良引起。

而继发性精索静脉曲张的病因可能有：腹腔内或腹膜后肿瘤，肾积水，异位血管压迫上行的精索静脉等。

精索静脉曲张的主要临床表现是站立时患侧阴囊下垂伴有坠胀、疼痛，可向同侧的腹股沟区、下腹部、腰部、会阴部放射，劳累及长时间行走时加重，休息、平卧后症状减轻或消失，出现这种情况，建议大家"摸蛋"，如果摸到附睾肿胀，多为附睾炎；如果摸到蚯蚓状曲张的蔓状静脉团，那就是精索静脉曲张了。

那么，日常行为会导致精索静脉曲张吗？实际上日常行为并不会导致精索静脉曲张，包括久坐和运动。所以，即便得了，也可以进行正常的运动，当然包括性爱。

需要说明的是，迄今为止，没有任何一种药物对治疗精索静脉曲张有效。迈之灵号称是一种以欧洲马栗树籽提取物为主要成分的药品，其作用为：降低血管通透性、增加静脉回流、减轻静脉瘀血症状、增加血管弹性、增加血管张力、抗氧自由基作用等。

但实际上，迈之灵充其量也只能算是一种安慰剂。

## 不良习惯导致睾丸疼痛

有个热衷跑步的男生，有天晚上感觉阴部特别瘙痒，在睡梦中，迷迷糊糊用手捏了下右侧阴囊，一阵尖锐的疼痛把他给痛醒了。他平时有掏裆搓泥的习惯，大部分都是在晚上睡梦中进行的，偶有疼痛，但不持久。但这次的疼痛在他的心里烙下了阴影。随后的一段时间里，他始终断断续续地感到隐痛，后来疼痛开始升级。去医院检查后，一开始排除了精索静脉曲张，之后去其他医院，判断是前列腺炎。

特别有意思的是，他和媳妇已经有 4 ~ 5 年没有性生活了，医生说有可能是因为这个原因引起的，这确实有些让人哭笑不得。

实际上，睾丸疼痛有五大常见原因：1. 附睾、睾丸炎；2. 睾丸扭转；3. 睾丸损伤；4. 睾丸缺血性疼痛（多见于老年男性）；5. 精索静脉曲张。

从这个男生的病因来看，我更倾向于是他平时的坏习惯——喜欢用手掏裆搓泥，造成了提睾肌的收缩，提睾肌收缩牵一发而动全身，造成了慢性睾丸牵扯痛，这与睾丸疼痛最常见的五大原因扯不上关系。

还有一点需要提一下，很多男性的睾丸一高一低、一轻一重，这也是正常现象。

英国著名刊物《自然遗传学》杂志报道，正常男性有两个睾丸，分别位于阴囊左右侧，呈卵圆形，对大多数男性来说，一般左侧比右侧低1厘米。

为什么呢?

睾丸在胚胎发育过程中的大部分时间里位于腹腔，当胎儿逐渐发育，睾丸逐渐下降。理论上两侧睾丸的下降速度应该保持一致，实际上并非如此。目前还没有弄清楚原因，右侧睾丸下降的时间要比左侧略晚，左侧睾丸往往最先降入阴囊，右侧睾丸喜欢姗姗来迟，所以，大多数男性的睾丸是左低右高。

当然，也有少部分男性的睾丸是左高右低，没有必要大惊小怪。

另外，多数男性的睾丸不是等大等圆的，一般是一大一小，但睾丸体积的差异不会太大。

睾丸在阴囊内有一定活动度，随着天气、温度、情绪变化，睾丸的位置可以忽高忽低。

对于像这位男生的情况，我的具体建议是改掉用手掏裆搓泥的习惯，恢复正常的性生活频率，疼痛剧烈时，口服塞来昔布等非甾体类消炎药来帮助止痛。

## 阴茎癌的前因和后果

相对于阳痿和早泄，另一种疾病更让男性害怕，那就是阴茎癌。不过，在我的行医生涯里，遇到的阴茎癌病例屈指可数：7 例，最后无一例外做了根治术：切除阴茎。印象最深刻的有 2 例。

一例误诊了大概半年，包括我与另外一家三甲医院的泌尿外科教授，都当成尖锐湿疣来治疗，一次治疗中我觉得蹊跷，取标本送病理活检，提示阴茎鳞癌。

另一例 32 岁，未婚，手术 3 个月后死亡。他有一个溺爱他的姐姐，我至今记得病人死亡后，他的姐姐在病房里撕心裂肺的哭声。

阴茎癌，曾经是男性常见的恶性肿瘤，随着卫生条件的改观和包皮环切术的广泛开展，阴茎癌越来越少见。

2016 年，欧洲泌尿外科学会（EAU）提供了一个阴茎癌诊疗指南。

欧洲和美国的阴茎癌发病率低于 1/10 万。在欧洲，少数区域内有超过大于 1/10 万的报道。在美国，西班牙裔美国白人的发病率最高，为 1.01/10 万，阿拉斯加人和美国印第安人的发病率为 0.77/10 万，非裔美国人发病率为 0.62/10 万，非西班牙裔美国白人为 0.51/10 万。

在南美、东南亚和非洲部分地区，阴茎癌发病率较高，占男性恶性肿瘤的 1% ~ 2%。发病高峰年龄为 60 岁，年轻男性偶有发生。

### 阴茎癌致病因素

阴茎癌的发生与 HPV 感染密切相关。在印度的适龄男性中，年发病率为

（0.7 ~ 3.0）/10 万，在巴西为 8.3/10 万，乌干达发病率更高。中国目前还没有具体统计数据的报道。

包茎与阴茎癌发病明显相关（比值比 OR 为 11 ~ 16），包皮垢则并非致癌因素。其他流行病学危险因素包括：吸烟（风险增加 5 倍）、教育程度低和社会经济状况差等。阴茎癌病例中干燥闭塞性龟头炎发生率相对较高。

新生儿包皮环切术可降低阴茎癌的发病率，而成人包皮环切术则不行。据报道，以色列犹太人阴茎癌发病率最低（0.3/10 万）。包皮环切术可移除 50% 阴茎癌起源的组织。然而，新生儿包皮环切术的保护作用（OR 为 0.41）对原位癌（OR 为 1.0）无效，且对无包茎男性的保护作用较弱（OR 为 0.79）。

少量的数据将阴茎鳞状细胞癌的染色体畸变与生物学行为相联系。阴茎鳞癌 DNA 拷贝数的改变与其他组织鳞癌相似，低拷贝数变化与低存活率相关。

目前已发现，62% 的侵袭性阴茎癌有 p16 等位基因的缺失，这一改变与淋巴结转移和预后有关。影响淋巴结转移的另一个因素是转移抑制基因 KAI1/CD82 蛋白，其表达可能会减少淋巴结转移。另外，p53 等位基因缺失在 42% 的侵袭性阴茎癌中出现，提示预后不良。

阴茎癌的诊断通常没有疑问，但在遇到疑难病例或实施非根治性治疗时，必须要有组织学的确诊。小病变需全部取出，大病变处则至少需取 3 ~ 4 块，淋巴结及手术边缘需全部取样。

活检取样大小平均为 0.1 厘米。91% 情况下评估侵犯深度有难度，尽管针取活检组织已足够，但仍建议切除活检。病理学报告需包括组织学分型、分期、神经和血管侵犯情况，以及手术切缘情况。

阴茎癌好发于包皮内板和阴茎头，有多种组织学亚型，95% 以上为鳞状细胞癌（SCC），其他少见，病理学方面与其他组织来源的鳞状细胞癌相似。

**阴茎癌的分期和分级**

根据淋巴管浸润程度和分级，TNM 分期[1]将 T1 分为两个组。向囊外扩展的淋巴结转移被分为 pN3，而腹膜后淋巴结转移被划为器官外远处转移。

对于阴茎癌的治疗，原发性阴茎癌的治疗目的是完全清除肿瘤，同时尽可能多地保留阴茎。而术后局部复发对病人的长期生存影响不大。

目前，没有随机对照试验或观察性研究对局限性肿瘤的手术治疗和非手术治疗进行比较。不过，保留阴茎在外观和功能上是首要的考虑，也是局限性阴茎肿瘤的主要治疗方法。另外，还没有随机研究比较手术治疗和局部消融治疗的优劣。

治疗前必须有组织学诊断，尤其是对那些拟行非手术治疗的病人。治疗原发肿瘤需评估区域淋巴结分期，肿瘤组织必须完全切除，同时保证切缘阴性。

对于较小的局限性阴茎癌，局部治疗方案包括切除手术、体外放射治疗（EBRT）、近距离放射疗法和激光烧蚀。

对于早期的肿瘤，通常建议保留阴茎。如肿瘤局限于包皮，则仅需行包皮环切术。术中应对切缘行冰冻切片病检，切缘 5 毫米内阴性可认为足够。对于较小的阴茎癌，包皮和阴茎头切除在所有方法中的局部复发率最低（2%）。

**淋巴结与阴茎癌**

阴茎癌的淋巴转移可为单侧，也可为双侧。其中最先转移的部位是腹股沟浅表和深部淋巴结群，以中上和中间部受累最常见，其次是转移至同侧盆

---

[1]国际上通用的肿瘤分期系统。

腔淋巴结。

目前，尚无交叉转移扩散的报告。如无同侧腹股沟淋巴结受侵犯，盆腔淋巴结一般不受影响。如腹主动脉旁和腔静脉旁淋巴结受侵犯，则提示肿瘤全身转移。

值得注意的是，约有 25% 的病人存在隐匿转移，因此对临床上正常的淋巴结采取保守治疗有复发的风险。2 个以上腹股沟淋巴结阳性的病例中，23% 盆腔淋巴结阳性；3 个腹股沟淋巴结阳性或发生囊外转移的病例中，则 56% 盆腔淋巴结阳性。

局部淋巴结清扫决定了病人的长期生存率，局部淋巴结转移可治愈。根治性腹股沟淋巴结切除术（ILND）可作为治疗选择之一。

相较于局部肿瘤复发后采取治疗性 ILND 的病人，淋巴结阴性预防性 ILND 的生存率更高（分别为 <40% 和 >90%）。对于淋巴结阴性病人，将 ILND 与腹股沟区放疗、保守治疗做对比，发现总体生存率最高的是手术治疗（分别为 74%、66%、63%）。

手术清扫局部淋巴结也有一些负面作用，开放性 ILND 的淋巴引流和伤口愈合相关并发症发生率较高（可达 50%），其中体重指数高是重要的危险因素。报道中，最常见的并发症为伤口感染(1.2% ～ 1.4%)、皮瓣坏死( 0.6% ～ 4.7%)、淋巴水肿（5% ～ 13.9%）和淋巴囊肿形成（2.1% ～ 4%）。

国内目前多采用腹腔镜下 ILND，根据我们中心最近 5 年的资料统计，并发症发生率不到 3%，主要是淋巴水肿和淋巴囊肿，无伤口感染和皮瓣坏死发生。

另外，还可以进行放疗和化疗。

对于 T1 ～ 2 期、直径 <4cm 的阴茎癌，给予外放射联合近距离放疗，或仅近距离放疗均有较好效果。近距离放射疗法的局部控制率达 70% ～ 90%，尽管局部复发率比部分切除术高，但可通过补救性手术来控制复发。

放疗并发症较为常见，20% ～ 35% 病例出现尿道狭窄，10% ～ 20% 出现阴茎头坏死，近距离放疗中金属所致狭窄发生率超过 40%。

因缺乏可靠证据，不建议对腹股沟淋巴结转移采取放疗。对淋巴结阳性病人，辅助放疗或新辅助放疗均无肿瘤学方面改善。

对于淋巴结阳性病人，辅助化疗可提高生存率。若为治疗性，可采用含顺铂（抗癌药）的三联方案以及 VBM 方案（长春新碱、博来霉素、甲氨蝶呤）。顺铂 +5-FU（5- 氟尿嘧啶，抗癌药）亦可取得相同疗效，且毒性更低。

男性平时该如何预防阴茎癌呢？1.包茎，需要做包皮环切术；2.洁身自好，避免反复发作的包皮炎、龟头炎以及 HPV 感染；3. 戒烟；4. 不必禁欲，年龄合适，就应该有性行为（包括性交和手淫）了；5.平时加强对生殖器的清洗。

## 出不来比出来得太快更烦恼

射得快是个问题，而一直不射，同样也是问题。

有的男性做爱时不射，折腾两三个小时后，大汗淋漓，还是射不出来，伴侣也跟着痛苦。不过，很多人手淫倒是每次都能射。如果想生孩子，这可就成问题了。

有一个"90后"男生，也是跟女朋友性爱时射不出来，但手淫可以，且很快；女朋友帮忙用手也可以，相对慢一些。他从来都没有一次阴道内射精，他的性爱时间很长，有时甚至达到70分钟，虽然插入也有快感，但是就是不射，他说自己达不到手淫的那种高潮的感觉。

很多男性同胞可能羡慕他，但并不是时间越长越好，就因为射不出来，女朋友都快要和他分手了。

这种情况即被称为不射精症。不射精症的定义：做爱时不能射精或不能在阴道内射精。不射精症可分为原发性不射精和继发性不射精。所谓的原发性不射精，是从有性生活开始就不能射精或不能在阴道内射精，继发性不射精指的是最初能够射精，后来出现的不能射精或不能在阴道内射精。

做爱时不射但手淫能射，属于继发性不射精症。这种情况在临床上是比较少见的，像我这样的资深男科医生，遇到的也寥寥无几，只有3例。

射精是由神经系统、内分泌系统和生殖系统共同参与的复杂生理反射过程，过程的任何环节出现功能或器质性障碍，均可导致射精延迟症或不射精症。

功能性射精延迟症、不射精症最常见的原因是心理因素（包括理性控制的过长的性交时间）、长期手淫造成的射精阈值增高等。对此，我的建议是：

首先，采用药物治疗，选择性 α1- 肾上腺素受体激动剂，可以促进射精，如口服盐酸米多君（midodrine），2.5毫克，每天 2 ~ 3 次，连续服用半个月。

其次，求助伴侣。让伴侣帮助口交，可以增加快感。也可以采用女上男下位，让伴侣用手刺激阴茎，当有射精的感觉时，快速将阴茎插入阴道，同时开始活塞运动。如果短时间阴茎在阴道内不能射精，取出阴茎，女朋友再次用手或嘴刺激阴茎，射精感来袭，立即插入阴道，倘若有一次射精成功，可能带来永久性治愈的效果。

再次，生物反馈疗法，部分三甲医院有类似设备，简单点说，就是机械和电刺激诱发射精。

然后，可以求助药物。1. 做爱前 30 分钟服用麻黄素 60 毫克。2. 做爱前 30 分钟到 1 小时服用艾力达 20 毫克，除了有改变阴茎疲软的功效，还可以帮助射精。

最后，做手术，合并包皮过长，可以尝试做包皮环切术，可能改善症状，帮助射精。减少手淫次数，更多参与"真枪实弹"。

倘若经过治疗依然效果欠佳，为了生孩子，仔细计算对方的排卵期，选择良辰吉日做爱，手淫到了射精不可抑制阶段，迅速将阴茎放入女方阴道，完成射精。

## 血精还是得重视

通常，正常的男性射精后的精液呈乳白色或灰白色，精液自行液化后呈半透明并稍微带有混浊。如果节欲时间较长，精液可能稍微呈浅黄色。此外，还可能出现一种罕见的情况：红色精液，通常是精液中带有血丝，被称为血精。

血精有轻重之分，重者肉眼可见精中有血，称为肉眼血精；轻者需借助显微镜检查，发现精液中有红细胞，称为镜下血精。

在临床上，血精只是一个症状，并不是一个疾病名词。一旦碰到血精，男科医生会进行详细的问诊和系统的检查，以寻找导致血精的原因，对症治疗。

血精的众多病因中，常见的是泌尿生殖系统的炎症和感染，其中尤其以精囊炎最常见。精囊腺分泌的液体是精液的主要来源，其壁薄，毛细血管丰富，有炎症时极易发生出血。由于精囊的结构特点，发生炎症后，引流不畅，细菌侵入后，很难彻底治愈。而慢性精囊炎合并慢性前列腺炎引起的血精，易致病程迁延，治病应持之以恒。

其次是前列腺炎。前列腺炎在男性中发病率较高，而由前列腺的问题引起的血精也比较常见。

当然，还有一些其他原因也可能导致血精，如生殖道梗阻，如结石、囊肿，甚至是泌尿生殖系肿瘤。

# 生理性疾病有方可依

### 阴茎静脉瘘

通常，如果在做爱时，男性的阴茎总是充血不足或者龟头出现血肿，有可能是阴茎静脉瘘。

动态药物—海绵体造影（PCMG）是阴茎静脉瘘诊断的最重要检查手段之一。

对于静脉瘘导致的勃起功能障碍，手术效果欠佳，原因在于只有少量的静脉瘘性勃起功能障碍病人在做血管造影时能发现血液漏出阴茎的异常静脉通道，对于这部分病人，手术之后可以获得良好的治疗效果。

动态药物—海绵体造影中静脉通道异常不透光包括：55%～100%病人可见阴茎背深静脉，55%～77%病人可见近端海绵体和脚静脉，55%～100%病人可见尿道海绵体，25%～30%病人可见海绵体水肿。只有15%发现异常静脉，它们与大隐静脉、阴囊静脉、股静脉相沟通。

大多数静脉瘘性勃起功能障碍原发于海绵体和白膜异常，还有门诊常见的阴茎硬结症，与海绵体纤维化有关，会导致白膜弹性降低。

**单侧隐睾**

我曾遇到过一个让我觉得不可思议的病人：他在40岁才发现自己隐睾。

这位男性自小在农村长大，他的父母对于隐睾根本不了解。后来结婚，生了两个孩子，随着年龄的增大，他想再要一个孩子，但由于年到40，他的妻子也37岁了，于是他们就想先做个检查，然后再怀孕。结果，检查发现他单侧隐睾，医生的建议是手术切除。

隐睾是小儿的常见病之一。在孕妇孕期的8～16周，在雄激素的刺激下，胎儿的外生殖器开始增大，23周之前，睾丸一直位于腹腔内，胚胎早期，腹膜在腹股沟内环处向外有一袋状突出，被称为腹膜鞘状突，鞘状突随睾丸下降，在胎儿32～34周时，由腹腔到达阴囊。有研究表明，孕30周后的胎儿重量是睾丸下降的重要决定因素，体重小于990克的胎儿的睾丸往往不会下降，体重大于 1220 克的胎儿的睾丸几乎都会下降。

为了精子的正常发育，睾丸必须下降到阴囊，且必须保持比腹腔温度低 2 ~ 3℃的特定环境，温度高 2 ~ 3℃足以导致睾丸的正常组织结构发生改变。如果在 2 岁后进行外科手术，术后睾丸的组织病理学特征已经发生明显变化；如果在青春期后手术，睾丸就只是摆设了，功能几乎报废。目前，大多数泌尿外科医生认为隐睾的最佳治疗时间是在 1 岁之前。

隐睾有一个并发症：男性不育。另外一个更严重的并发症是睾丸肿瘤，隐睾病人继发睾丸肿瘤的概率是正常人群的 40 倍。肿瘤发生的危险性也与隐睾的位置有关，未降睾丸的位置越高，发生肿瘤的危险性越高，大多数睾丸肿瘤发生在腹腔内的未降睾丸，概率比位于腹股沟区的睾丸高出 6 倍。

一般来说，对于成年男性隐睾，绝大多数泌尿外科倾向于切除，因为隐睾已经完全没有功能，还增加了癌变概率。

但部分男性觉得只有一侧睾丸会极大地损伤自己的自信心，甚至影响到性功能。所以，医生必须在充分遵循病人意见的基础上进行治疗选择，此种情况下，做睾丸固定术也未尝不可。

刚提到的这位病人的情况还行，未降睾丸的位置偏低，位于腹股沟区，癌变概率相对较小。手术简单，采用标准的睾丸固定术，可以达到以下效果：1. 完全游离睾丸及精索。2. 保证精索血管的完整并使睾丸可以无张力地到达阴囊底部。3. 在阴囊皮肤与肉膜间建立表浅的阴囊袋以容纳睾丸。

但是，手术后必须注意两点。

第一，睾丸自检。

自检方法：取站立位，站在穿衣镜前面，抬起左腿或右腿，脚踩于一定高度的平台（如椅子）上。将大拇指放在睾丸的上部，食指和中指放在下面，轻轻转动并揉捏睾丸，仔细观察，并检查睾丸有没有肿块、肿大、疼痛，或硬度异常。但凡有异常情况，赶紧看医生。睾丸自检的频率：每月一次。

第二，每半年至少复查一次阴囊彩超。

**附睾炎疼痛**

有病人因为阴囊不适、坠涨感并伴有左内侧放射性疼痛而去医院进行检查，结果发现附睾炎位置在左侧附睾尾。医生开了头孢地尼，后换用左氧氟沙星，吃了1周发现有不良反应（左小腿麻）就停了。后来医生换用头孢克洛，病人吃了2周还是感觉疼痛，之后住院输液治疗1周。输完液后没有再用抗生素，坠涨感、放射性疼痛基本消失，但还是有压痛。住院检查，发现左侧附睾尾部稍肿胀，考虑炎症的可能；两侧阴囊少量积液；前列腺后部中叶小囊肿；腔内有少量积液；左侧股骨头异常信号，考虑钙化灶可能。

这个病人的症状比较容易诊断：左侧附睾炎、前列腺后部中叶小囊肿。

附睾炎主要有以下三个特点：

一、肿起来很快，消下去很慢。

二、附睾是输精管起始部位经过的地方，为数不少的附睾炎病人，因为治疗不彻底，即使疼痛消失，附睾头尾部的硬结很难消散，迁延不愈，甚至导致输精管阻塞，如果是双侧附睾炎合并双侧附睾阻塞，就麻烦了，相当于做了男性结扎手术。

三、性活跃人群，要考虑淋球菌、衣原体、支原体等性病病原体导致附睾炎的可能性。

如何治疗附睾炎呢?

第一周最好选用头孢三代输液,迅速缓解炎症和疼痛。性活跃人群,加服米诺环素。输液结束后,继续服用米诺环素,服用时间至少半个月以上,甚至更长。如果疼痛剧烈,加服非甾体类消炎药,譬如塞来昔布。

平时用提睾袋兜托住睾丸,可以缓解疼痛症状。急性期禁忌性生活,治疗后期,可以按照正常频率进行性生活。

除此之外,还有两个小建议,大家一定要注意:1.两侧阴囊少量积液和前列腺后部中叶小囊肿、盆腔少量积液不用理会;2.左侧股骨头异常信号,请看骨科医生。

## 傲娇的前列腺需要呵护

曾有一位26岁的男生,两三年前突然出现性刺激后前列腺液流出的现象,但因为当时不影响"使用",他从来没放在心上,但后来,他每次性刺激前列腺液流得越来越多,女朋友每次帮他口完,都说满嘴都是味道……再到后来,前列腺液流出后他会立刻软下来,再怎么刺激都达不到插入的硬度,乘兴而起败兴而软,第二天阴部还有些胀痛。去医院找专家,诊断说是慢性前列腺炎,开了前列舒通胶囊和蓝牡蛎片。

前列腺炎到底如何来对待呢?

前列腺液常规检查是诊断慢性前列腺炎的常用方法，直肠指检在前列腺部位按摩以获取前列腺液，通过血细胞计数法镜检，正常的前列腺液中白细胞 <10 个 /HP，卵磷脂小体均匀分布于整个视野。当白细胞 >10 个 /HP，卵凝脂小体明显减少具有诊断意义。

前列腺液细菌培养 + 药物敏感试验可以帮助确定前列腺炎的类型，为治疗提供重要参考。

前列腺炎的典型症状是：尿道口少许分泌物，尿频尿急，会阴部、腰部胀痛等。

但前面提到的这位男士并没有这些症状，所以，对于当初医生的诊断，我有点存疑。

男性在有性冲动时，尿道口常常有透明的黏液流出，濡湿内裤，干了之后会在内裤上留下白色污渍，主要由前列腺、精囊腺分泌，其中可能含有少许精子。前列腺液、精囊腺液的分泌量因人而异。譬如前列腺液，每日分泌量平均为 0.5 ~ 2 毫升，是精浆的成分之一，占射出精液量的 1/10 ~ 1/3。所以，我并不认为尿道口分泌液体太多一定是前列腺炎导致的。

像这位男士的这种情况，我的建议是暂时不需要任何治疗。他可以加强锻炼，譬如游泳、爬山，尤其推荐凯格尔运动，提升自己的性功能，尽可能增加性生活次数，可以减低前列腺炎、前列腺癌的发病率。

如果确诊为前列腺炎，简单的治疗方案主要是：细菌性前列腺炎采用抗生素治疗是必需的，非细菌性前列腺炎是否采用抗生素治疗则因人而异。除此之外，为了缓解尿频症状，口服盐酸坦索罗辛缓释胶囊（哈乐），0.2 毫克，每天 1 次，连续 2 个月。

前列腺有相对坚固的前列腺包膜，大多数抗生素由于不能很好地穿越前列腺包膜进入前列腺腺体组织，治疗效果不理想。

抗生素选择必须遵循四大原则：1. 药物对细菌有较高的敏感性；2. 确定应用的药物应以高脂溶性、高渗透能力、与血浆蛋白结合率低、离解度高作为标准；3. 可以选择两种以上并有增效作用的药物联合使用；4. 为使药物在前列腺间质中达到有效浓度及防止尿路感染的发生，提倡超大剂量和超时限（4 ~ 12 周）的用药法。

医生喜欢根据经验用药，或者根据前列腺液细菌培养 + 药物敏感试验用药，米诺环素效果良好，但这种药属于四环素类，其最大的缺点是极易通过血脑屏障，造成头晕，病人服药之后走路像踩棉花一般。好在不良反应是一过性的，停药后很快就会消失。所以，我还是建议服用米诺环素半个月，服药期间多喝水、不要开车。

那么，男性平时应该如何呵护前列腺呢？

多喝水是预防包括泌尿系结石、膀胱疾病、前列腺疾病等诸多泌尿系疾病的不二法宝。每天仔细清洗外阴部，避免不洁性行为，防止出现尿路感染。

养成良好生活习惯，早睡早起，多吃水果蔬菜、粗粮，少饮酒，少吃辛辣食物。多锻炼，但禁止长时间骑行自行车，因为自行车的坐垫会压迫会阴部，会造成前列腺充血，增加前列腺炎的发病概率。

性生活活跃人群患前列腺炎、前列腺癌的概率会大大降低。但是，要洁身自好，避免不洁性行为。

不要憋尿，憋尿后排尿，尿流压力太大，容易让尿液反流进入肾脏、前列腺，诱发肾炎及化学性前列腺炎。不要久坐，办公室一族、出租车司机是前列腺炎高发人群，因为久坐会造成前列腺充血。

不要随意对号入座，不要泌尿系稍有症状就疑神疑鬼，紧张情绪导致交感神经兴奋，尿频、尿急等相关症状的出现原因往往比较轻佻，其实只要无视，症状反而会不翼而飞。

## 前列腺癌不可怕

相对其他癌症来说，前列腺癌是一种比较温柔的癌症，诊断为前列腺癌，肯定做了前列腺穿刺了。

前列腺癌有几种分期方法，最常用的是 Whitmore-Jewett 分期和 TNM 分期。

如果，前列腺癌还在 T2 期，理论上最佳治疗方法是做根治性前列腺切除术。如果伴有其他症状，需要格外注意。

一些患上前列腺癌的老人，同时也可能伴有高血压等症状。在手术之前，高血压可以获得良好控制。如果伴有其他疾病，还需要特殊处理。

对于老年人前列腺癌，比如 70 岁以上的，我不建议做损伤相对较大的根治性前列腺切除术。

如果是早期、中期前列腺癌，放疗可以获得与手术同样的治疗效果。放疗，尤其是三维适形放疗（3DCRT），是一种很好的选择，不过，白细胞数值偏低，最好在放疗前得到纠正。这种治疗方法最大的优点是，免遭手术痛苦，不良反应小。不过，3DCRT 需要在专业的三甲肿瘤医院或大学附属医院才能施行。

还有一种姑息疗法，采用最简单的手术方式，双侧睾丸切除（去势）+ 内分泌治疗。这种治疗方法其实是针对晚期前列腺癌的，但对 70 岁以上的老人来说，未尝不可。

内分泌治疗，主要在于阻断雄激素，包括：1. 术后口服比卡鲁胺（康士得）50 毫克，每天 1 次；2. 戈舍瑞林，术后腹部皮下注射，每次 3.6 毫克，每 28 天 1 次。

药物的使用时间，得根据术后 PSA（前列腺特异性抗原）值的变化进行调整，可以采取间断、联合、逐渐增量或减量等方式。

## 前列腺结石病发率高

前列腺结石在临床上现在比较少见了，主要分为原发性结石和继发性结石。

原发性结石是在腺泡内形成的结石，以淀粉样小体为核心，表面有钙盐沉积，考虑与前列腺炎、前列腺增生有关。

继发性结石一般是泌尿系结石排出过程中，细小结石嵌于前列腺组织内，因为前列腺包裹住后尿道，成为后尿道的组成部分。

美国有一项研究，在老年男性的尸检中，发现前列腺结石的比例高达

25%。究其原因，也许是医生忽略了前列腺结石。

其实，我们经常见到的前列腺钙化，如小于 35 岁的男性出现前列腺钙化，一般考虑为前列腺炎；而大于 35 岁的男性出现前列腺钙化，一般考虑与前列腺炎、前列腺增生症有关。多数男性，从 35 岁开始，前列腺开始出现缓慢增生。

没有明显症状的前列腺钙化，不需要处理。前列腺钙化，对身体不会造成重大影响，对肾功能、性功能及身体其他器官的影响几乎可以忽略不计。除非结石进行性长大，或者出现难以缓解的疼痛、排尿不畅，才需要治疗。

通常，前列腺钙化是前列腺结石的先兆。需要提醒的一点是，尿常规检查可能会出现尿比重偏高，尿蛋白偏高。

尿比重是肾小管功能障碍的判断参考，但是尿比重高或低在正常人群中也非常常见。如果人一天都没喝水或者很少喝水，尿比重就会上升；如果人短时间喝了大量的水，尿比重就会下降。所以，尿比重上升或者下降，首先思考一下自己的喝水情况。

尿蛋白，这个检查项目是定性结果，而非定量的准确结果。定量结果有专门的其他检查，所以不要太将这个结果当回事儿！在尿常规中的结果主要以（−）、（＋−）、0、X ~ X、X（＋ ~ 4＋）来表示。正常人一般是（−），但这个是一般情况，人在激烈活动、发热、紧张等情况下，都有可能造成结果异常。正常人出现暂时性的蛋白质结果异常被称为生理性蛋白尿，是正常现象，不过这种情况下，一般尿蛋白不会超过（＋）。如果此项指标超过（＋）或多次复查均处于（＋）左右水平，就有可能提示存在泌尿系统异常，需要进一步检查来明确。

# 膀胱肌太过活跃是病

膀胱肌活跃度高，在医学上有一个专业词汇：膀胱过度活动症，它是一种以尿急症状为特征的症候群，病人常伴有尿频和夜尿症状，有的人还伴有急迫性尿失禁，会影响日常生活和社会活动。

曾经有一位女性，产后出现了尿频，去医院检查，尿常规没发现什么大问题，医生开了头孢，病人吃完后稍微好了一点，但仍然尿频，上厕所后马上又想去。过了半个月多，她又去检查，后来诊断是膀胱炎和膀胱肌活跃度高。医生开了卫喜康，但她发现说明书上写着哺乳期不能用，有些担心。

这个问题貌似简单，其实很复杂。我同意医生做出的膀胱过度活动症的诊断。

膀胱过度活动症的主要治疗药物是 M 受体拮抗剂，泌尿外科用得最多的是卫喜康（索利那新）和舍尼亭（托特罗定）。关于 M 受体拮抗剂对人类乳汁的研究几乎没有，不过在动物实验中，给小白鼠喂食 M 受体拮抗剂后，从小白鼠的乳汁中检测了 M 受体拮抗剂和代谢产物，引起新生幼仔剂量依赖性的发育停滞。所以，哺乳期妇女应该避免使用 M 受体拮抗剂。

有没有其他替代药物呢？

我查阅了很多资料，发现硝苯地平（钙离子拮抗剂）是一种选择。硝苯地平治疗膀胱过度活动症的机理是：通过阻滞细胞外钙离子内流从而抑制膀胱逼尿肌的收缩，另外，钾离子通道开放剂可通过增加钾离子外流，使平滑肌松弛。

产妇能服用硝苯地平吗？

2010 年，英国国家健康与临床卓越研究院（NICE）临床指南制定小组及美国儿科学会推荐，拉贝洛尔、普萘洛尔、硝苯地平及卡托普利等药物都可以用于母乳喂养的产妇。

所以，产妇可以尝试口服硝苯地平，10 毫克，每天 3 次，服药期间注意监测血压变化情况。

其次，膀胱过度活动症特别讲究膀胱功能训练，白天多喝水，晚上少喝水，用意识控制膀胱的感觉刺激，重建大脑皮质对膀胱功能的控制，最终恢复正常的排尿方式，将排尿次数控制在每 3 ~ 4 小时一次。

此外，必须进行产后骨盆盆底修复训练，避免以后出现压力性尿失禁和阴道松弛。最常用的锻炼方法就是凯格尔运动，而且它对膀胱过度活动症也有一定的治疗效果。

## 膀胱癌可用药物控制

膀胱癌术后可以用来膀胱灌注的抗肿瘤药物越来越多，但是卡介苗依然是最具性价比的药物。

1976 年，医生摩拉里斯（Morales）首次将卡介苗直接注入膀胱，治疗复发性浅表膀胱癌获得成功。随后各国科学家对卡介苗治疗和预防表浅膀胱癌进行了大量临床观察和研究，结果表明，卡介苗灌注治疗术后残存膀胱癌的完全缓解率为 50% ~ 90%（平均 70%），有效降低了膀胱癌复发率，推迟癌症复发和病情进展。

我大学毕业后的 10 年中经治的膀胱癌病人，如果做的是 TURBT 手术（经尿道膀胱肿瘤电切术），术后无一例外都会使用卡介苗膀胱灌注。

卡介苗灌注方法是，术后 2 周证实无膀胱刺激征及尿路感染，开始用卡介苗进行膀胱灌注。治疗一般采用 6 周灌注诱导免疫应答，即使用 100 ~ 150 毫克的卡介苗，使卡介苗与癌细胞充分作用。以后每月灌洗 1 ~ 2 次，视病人情况而定，共 8 ~ 12 次，强化并维持良好的免疫反应。

灌注后，病人每 3 个月进行一次 B 超检查，6 个月进行一次膀胱镜检查，同时观察每次给药后局部及全身反应情况。

维持卡介苗灌注 1 年以上，肿瘤进展概率可降低 37%。

但是，卡介苗灌注只对表浅膀胱癌复发、残留癌、原位癌有效，对浸润肌层的膀胱癌疗效不佳。而对于瘤体直径在 0.5 厘米以下的人，治疗效果显著。

# 第十三章

尿：身体健康的晴雨表

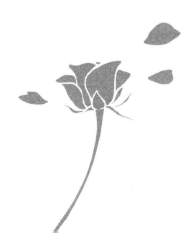

## 嗨，你会撒尿吗？

尿道是从膀胱通向体外的管道。男性尿道细长，长约 18 厘米，起自膀胱的尿道内口，止于尿道外口，行程中通过前列腺部、膜部和阴茎海绵体部，男性尿道兼有排尿和排精功能。女性尿道粗而短，长约 5 厘米，起于尿道内口，经阴道前方，开口于阴道前庭。

女性出现尿路感染，95% 以上是由单一细菌引起的，包括 90% 的门诊病人和 50% 左右的住院病人，其病原菌大多是大肠埃希杆菌（大肠杆菌）。主要症状有尿频、尿急、尿痛、尿不尽、血尿、发热等。

为什么女性容易出现尿路感染呢？

女性尿道短而直，较男性更容易发生逆行感染。由于女性下尿道及排尿方式的特殊原因，容易使得会阴部、肛门成为污染区，检测尿液的纸杯也可能带有细菌。也因此，并非每次尿常规结果都绝对准确。工具决定效率，也决定发病的概率。

做爱时的活塞运动更容易将污染区的细菌带入尿道，造成性爱后尿路感染。通常，经由肾脏排泄的抗生素才能借助浓缩机制实现在尿液中的高浓度聚集，喹诺酮类（如左氧氟沙星）及四环素类（如米诺环素）作为首选用药，头孢类作为二线用药。90% 尿路感染的女性用 3 天抗生素就能达到治愈目的，合并发热、急性肾盂肾炎需要输液。

男性尿路感染的机理大同小异，由于男性尿道长、生理弯曲及毗邻前列腺、精囊腺等器官，治疗周期延长到 5 ~ 7 天。

该如何预防尿路感染呢？

多喝水，每天喝水 3000 ~ 4000 毫升，保持尿量在 2000 毫升左右，可以有效预防尿路感染。

千万不要憋尿，憋尿是一种不良习惯，最直接的危害是导致尿路感染，因为憋尿首先会影响正常的规律的排尿过程，尿液滞留在膀胱过久，会增加细菌感染的概率。

男性在性爱结束之后先休息一会儿，等阴茎疲软下来再排尿，因为勃起时前列腺处于充血状态，压迫后尿道、尿道阻力增高，马上排尿可能导致尿液反流进入前列腺，诱发化学性前列腺炎；女性在性爱之前最好储存一定容量的尿液，大概 100 毫升，完事之后马上排尿，可以有效预防女性蜜月综合征。

规律作息，戒烟戒酒！

另外，有些人会出现泡沫尿。

正常情况下，尿液表面张力低，形成气泡少。尿液含有的有机物和无机物，使尿液张力变强，会出现一些泡沫，泡沫尿不一定是病。做尿常规 + 尿沉渣分析，结果正常，不予理会。

先说正常情况下的泡沫尿。

正常情况下，排尿过急，尿液强力冲击液面，空气和尿液混合在一起，容易形成泡沫，但很快就消散了，人类一切排泄活动都是让人愉快的——颠扑不破的真理。站得高尿得远，地球引力原理，重力击打液面也可能形成泡沫，很快消散。

除此之外，饮水过少、出汗过多、腹泻等情况，人体因水分不足引起尿液浓缩，造成尿液中蛋白及其他成分浓度增高，形成泡沫尿。

再来说说异常情况下的泡沫尿。

患上肝病肾病后，尿液中胆红素或蛋白含量增多，造成尿液表面张力增大，形成泡沫尿。膀胱炎、膀胱癌、尿路感染等疾病会改变尿液的成分，也出现泡沫尿。除此之外，糖尿病让尿糖、尿酮体增高。

尿常规 + 尿沉渣分析其实都有相应的指标，如果结果正常，有泡沫尿，一般可以排除疾病。

简单点说，正常的泡沫尿是短暂的，病态的泡沫尿是持久的。

对于正常情况下的泡沫尿，应对方法是多喝水，每天喝水 3000 毫升，保持尿量在 2000 毫升。而对于持久的病态泡沫尿，则需要去相关科室（肾病科、泌尿外科等）详细查明原因。

一些人会担心手淫会导致泡沫尿，其实不会，不用担心。

## 憋尿真的很不好

曾有个男生，初中时开始了手淫，但因为当时年纪小，很多方式都不正确。

据这个男生所说，他有段时间每天早上趁着晨勃手淫，但觉得只要不射出来就不会造成精气外泄，于是就忍精不射。有时白天性冲动好多次，会去厕所手淫，但都没有射，等晚上的时候再撸，一"泄"千里，感觉要射死了，自那次之后，很长时间没有手淫过，不过后来还是破戒了。

有段时间性冲动频繁，一天手淫2次，有时上午1回、下午1回，有时连着2回。射完精就尿尿。他听说射精完尿尿可以冲刷尿道残余精液，于是有段时间他射完精就尿，但感觉尿道有灼烧感。

他曾"虐待"自己的膀胱。他在幼儿园时期就有过"小肠火"，就是尿频且尿量少。后来，上学时每个课间、每次睡觉前、出门前，他不论有没有尿意都要去厕所，排尿后用力按压膀胱，试图排干净。

有时上课或者开会的时候他会憋尿，初中时，有时1周1回，高中后，2个星期1回，到了大学就半个月到1个月左右1回，后来是偶尔个把月1回，他也知道憋尿不好，就去医院就诊。他自大学起看过几次，中西医都看了，也做了包括彩超、尿检、前列腺检查，有医生说是前列腺炎、尿道炎，也有说前列腺增生肥大、钙化。吃了中西药，但效果都不好。

后来，他有了尿频、尿急、尿不尽，有时尿液混浊有沉淀，略分叉。另外，他甚至有些强迫症，总感觉想上厕所，总想着要不要尿、有没有尿干净，尤其是睡前。而且小腹偶尔会疼，时瘪时胀。

由于自身的种种状况，他都不敢出去聚会、约会、游玩了，因为害怕上厕所。

其实，他从 13 岁开始手淫也算正常，但坚持忍精不射，就是一种错误的手淫方式了。前面已经讲过忍精不射的危害，在此不再赘述。需要注意，忍精不射和手淫时有意延长射精潜伏时间是两个不同的概念。

另外，射精后马上排尿对男性来说也是一个很不好的习惯。

憋尿是一个极其不好的习惯，习惯了憋尿的人群主要有：出租车司机；工作高强度的白领一族等；医生（尤其是外科医生）在超长时间的手术操作过程中，会被迫憋尿。

我以前在医科大学上课时，听"中国外科学之父"裴法祖院士讲外科学绪论，他有句话我依然记忆犹新：人类的任何排泄活动都是让人愉悦的。

想想也是，除了射精，有一种情况下的排尿、排便，绝对会让人酣畅淋漓，甚至情不自禁地发出呻吟，那就是"便意盎然"时找不到厕所，历尽跌宕起伏，终于找到厕所了——那种舒服，一个字"爽"。

在泌尿外科门诊，我偶尔会遇到憋尿的奇葩，他们就是为了追求这种极端享受。

成年人的膀胱容量为 300 ~ 500 毫升，一般来说，膀胱容量到了 200 毫升，人就有了上厕所的冲动；接近 400 毫升，人就"尿意盎然"了；超过 500 毫升，人会到处找厕所；800 毫升是膀胱容量的警戒线，多数人憋也憋不住，可能在公众场所倾泻而出——多尴尬啊。

憋尿有什么危害呢？最主要的危害：不能及时引流尿液，尿液成为细菌良好的培养基，容易诱发尿路感染和膀胱炎。

憋尿造成膀胱内压增加，压力将尿液向上挤入输尿管和肾盂，带入膀胱内的细菌，诱发肾盂肾炎。憋尿造成排尿时压力增高，尿液通过前列腺的排泄管进入前列腺，诱发化学性前列腺炎。

排尿是一个协调动作，需要膀胱逼尿肌收缩和尿道括约肌舒张，尿道括约肌相当于下水道管的水龙头，打开才有水的流出。长期憋尿，膀胱逼尿肌反射亢进或者收缩无力，造成膀胱逼尿肌收缩和尿道括约肌舒张不同步，诱发尿不尽，甚至神经源性膀胱。而且，经常憋尿，膀胱长期处于充盈状态，会使膀胱壁弹性减退，膀胱上的压力感受器变得迟钝，这就是经常憋尿会慢慢感觉尿意下降的原因。膀胱的收缩力还会下降，会导致排尿后膀胱残余尿增加，甚至出现尿潴留。排尿次数减少，代谢废物无法及时排出体外，容易诱发膀胱炎，甚至膀胱癌。

憋尿引起自主神经紊乱，出现呕吐、便秘等胃肠道症状。往往伴随血压升高，对合并心脑血管疾病的人来说，还会诱发心绞痛、心肌梗死、脑出血，这是要出人命的。

憋尿使膀胱内的有毒物质在膀胱内储留时间太长，是诱发膀胱癌的重要原因。在预防膀胱癌的有效措施中，多喝水和及时排尿至关重要。

前列腺钙化一般是通过 B 超发现的，许多病人见到前列腺钙化会大惊失色，其实这不是什么大事儿。

前列腺钙化就是前列腺的钙质沉积，进一步发展，可能成为前列腺结石。

小于 35 岁的男性出现前列腺钙化，一般考虑为前列腺炎；大于 35 岁的男性出现前列腺钙化，一般考虑与前列腺炎、前列腺增生症有关；多数男性，从

35 岁开始，前列腺开始出现缓慢增生。

如果没有明显症状的前列腺钙化，不需要处理。前列腺钙化对身体不会造成重大影响，对肾功能、性功能及身体其他器官的影响几乎可以忽略不计。

## 尿频的原因有很多

正常成人白天排尿 4 ~ 6 次，夜间 0 ~ 2 次。成年人每天 24 小时排尿超过 8 次就是尿频。尿频分两种，生理性尿频和病理性尿频，上文的那个男生几乎可以肯定属于生理性尿频。

生理性尿频，譬如饮水太多、豪饮啤酒，产生的尿量也水涨船高，尿频是正常现象。精神紧张、焦虑情绪也会尿频，忧心如焚得像十五个吊桶打水——七上八下了，不尿频才怪。

病理性尿频，原因就非常多了：

一、炎症刺激。譬如尿道炎、膀胱炎、前列腺炎、肾盂肾炎等，多半合并尿频、尿急、尿痛等。

二、非炎症刺激。譬如泌尿系结石、膀胱异物、前列腺增生等。

三、身体合并其他疾病。譬如糖尿病、尿崩症等。

四、膀胱容量减少性疾病。譬如膀胱占位性病变、妊娠期增大的子宫压迫、结核性挛缩膀胱。

具体如何分辨是生理性尿频还是病理性尿频，我想在这里举一些例子。

某医学院的一位临床专业学生，某天突然感到尿频尿急，但并不严重，他没有当回事儿，但1个星期后的晚上，突然变得严重起来。他每次都火急火燎地跑到厕所，结果折腾到半夜3点多。后来去医院检查，尿常规和前列腺液正常。他还有会阴部坠胀不适感。服用了1个星期的左氧氟沙星，中途好了，3天后又复发，他觉得服用抗生素没用，就停用了，随后禁欲3个月，但期间的状况越来越严重：阴部不适，尿意感特别重，每次尿完后感觉还有尿，严重的时候1小时去好几回，睡觉也睡不好，半夜总醒。

后来他听人说，这个病要规律排精，他照做以后，症状好了很多。

其实，进入临床的医学生，往往喜欢对号入座各种病情。

讲一个我朋友的故事：2016年，他曾在深圳待了1个月，平时发泄性欲靠手淫，当时他女友周末从成都飞来看他，当天晚上赤身肉搏了两次，结果，第二天出现尿频尿急、尿道口刺痒。

女友自然是洁身自爱的美女，绝不可能在外面招蜂引蝶。他为什么会出现类似于尿道炎的症状呢？

他后来干脆不管了，结果2天之后，症状不翼而飞。

他将这事讲给我听，我仔细琢磨原因，大约是两次赤身肉搏折腾了2小时，导致副性腺器官的长时间充血，从而诱发了症状，并非有真正的泌尿系炎症。

所以，遇到不适症状，要先冷静观察，然后再做判断。

## 心理紧张影响膀胱

在说这个话题之前，我想起来 30 多年前，参加高考的前 3 天，我突然出现尿频尿急尿痛，尤其是终末期尿痛，痛到不行，校医给了我几个药片，症状慢慢缓解了，避免了我垫着尿布上考场。

所以，这种尿频尿急症状也不是因为尿道炎所致，尿道炎不会有 1 周的缓解期。

为什么会出现这种症状呢？心理因素作祟。紧张导致交感神经兴奋，交感神经兴奋导致后尿道（尿道前列腺部）充血。越是惦记屙尿那点事，越是一趟接着一趟地上厕所。

真的有病，在专心致志做事的时候，尿频尿急也会袭击你，让你片刻得不到安宁。事实上，注意力得到分散，基本上没有尿频尿急，对不对？

对于心理因素导致的尿频，心理疏导是重中之重，学会自我心理暗示：我没病。慢性前列腺炎是一个很奇怪的病，越去努力体会症状越有症状，因为精神、心理因素会产生叠加效应，引起自主神经功能紊乱，类似于神经症。倘若你对症状熟视无睹，症状反而会逐渐减轻。

为分散注意力，平时可以玩玩游戏，交女朋友也成，当病人专注于游戏及是否俘获女友芳心时，症状会不翼而飞，蓦然回首，症状去哪儿了？

还可以用性生活疗法，只要身体状况合适，尽可能增加性行为次数（包括手淫），疗效甚至比定期的前列腺按摩更加确切。记住：每一次性行为，必须完成射精。禁欲是一种很傻的行为，越禁欲，症状越严重。

做膀胱功能训练，用意识控制膀胱的感觉刺激，重建大脑皮质对膀胱功能的控制，最终恢复正常的排尿方式，将排尿次数降低在每 3 ~ 4 小时一次。早睡早起，睡着了，也就不尿频了。不要久坐，也不要长时间骑行。

男人要注意排尿方法，排尿时彻底褪下裤子，让阴茎不受羁绊。排完了多抖几下，把尿道残留的少许尿液抖干净。

另外，改善尿频症状，生活作息上还有几点要注意：1. 避免喝浓茶、咖啡和吃有利尿作用的水果（西瓜等）。2. 消除精神焦虑。3. 合理安排每天喝水的频率，每天保证 8 杯水：起床后，工作前，工作一段时间后，午餐后，下午工作时，下班前，晚餐后，以及睡前 1 小时。

青年男性，尤其是庞大的大学生人群，会出现尿频的为数不少，为什么呢？他们的生殖器官已经完全发育成熟，如果精液得不到正常的途径排泄，会出现前列腺、精囊腺、睾丸、附睾充血，诱发尿频尿急、下腹部胀痛、腹股沟区胀痛、睾丸胀痛、尿道口少许分泌物，类似于前列腺炎。

解决症状的方法很简单：阴茎犹如麦克风，蛋蛋犹如小音箱，蛋蛋得配合阴茎一起引吭高歌。简单地说，就是学会打飞机，每周保持 1 ~ 3 次的频率。当然，有正常性生活的大学生或成年男性另当别论。

此外，可以尝试口服松弛尿道平滑肌的药物，以 α1 受体阻滞剂为代表（如哈乐），可能会获得良好效果。

最后，说说前列腺液常规检查，它的结果其实很不靠谱，想一想：一张并不干净的玻片收集前列腺液，结果往往出现误判，其中最重要的指标白细胞计数，能准确吗？

另外一个指标：卵磷脂小体。与精液分析一样，同样的病人，每周做一次前列腺液常规检查，卵磷脂小体的差异很大。

这是泌尿外科医生越来越不喜欢做前列腺液常规检查的原因，因为仅凭症状和前列腺液常规检查结果，很容易误诊。

实话实说，不对病人下前列腺炎的诊断，其中还有一个非常重要的原因：减轻病人的心理压力。

以前我曾经做过有趣的实验，在前列腺炎病人的治疗中进行心理疏导与药物治疗，心理疏导组获得的疗效更好。

## 再来说说尿分叉

顾名思义，就是尿液排出的时候"不团结"，没有合成一股，比较严重的尿分叉甚至分成七八股，洒向四面八方。

尿分叉分两种类型。

一、偶发性尿分叉，与疾病无关。主要原因是由于尿道或尿道外口临时有阻塞。最常见的尿分叉有两种情况：

第一种，晨尿，尿液储存在膀胱里一整夜，膀胱内压力大，尿排出时力量大，尿道口形态暂时改变。男性尿道比女性尿道长多了，还有 3 个狭窄和 2 个生理弯曲，势不可当的排尿压力经过迂回曲折的尿道，尿道口抵挡不住，分成几股，撒抛物线进行比赛。

第二种，手淫或性生活结束之后，男性射精后排尿，少部分精液还残存在尿道里，前列腺充血尚未完全消失而压迫后尿道，海绵体充血尚未完全消失而压迫前尿道，导致尿流不畅，就分叉了。

正确做法：射精后不要马上去排尿，待阴茎耷拉下来再去。

偶发性尿分叉是正常情况，没有任何影响，不要担心，但不良男科医院总是把尿分叉忽悠成前列腺炎，宰客没商量。

二、持续性尿分叉。多见于 50 岁以上男性的前列腺增生症，还有各种尿道狭窄，需要去医院面诊，采取合理的治疗措施。

男性排尿的金科玉律：屙尿不抖，还有。

其实也有极少数男性在排尿之后小心翼翼用卫生纸擦拭，看上去比较娘炮。

男性尿道比女性尿道长，再加上 3 个狭窄和 2 个生理弯曲，使得排尿过程中稍不注意就可能让膀胱残余少许尿液，以为屙完了，其实还有；而且迁延曲折的尿道里也有少许尿液残留，这也是无数男性觉得尿不尽的原因。

男性正确的排尿方法：1. 彻底褪下裤子，让阴茎不受羁绊。简单地把阴茎从裤洞掏出来，容易残存尿液，穿上裤子后还有少许尿液汩汩流出——别人见到水渍难堪，自己尿湿内裤难受。2. 排完了多抖几下，把尿道残留的少许尿液抖干净。

对于像本篇开头提到的男士的状况，我的具体建议是：1. 做前列腺液常规检查，排除前列腺炎的可能性。2. 训练膀胱功能，用意识控制膀胱的感觉刺激，重建大脑皮质对膀胱功能的控制，最终恢复正常的排尿方式，将排尿次数降低在每 3 ~ 4 小时 1 次。3. 尝试口服盐酸坦索罗辛（哈乐），午饭后口服 0.2 毫克，每天 1 次。4. 合理安排手淫次数，每周 2 ～ 3 次，而且必须完成射精，否则不叫完工。5. 规律作息，不要熬夜，不要久坐，不要长时间骑行。

## 味大不用大惊小怪

有网友私信我，说某天他突然发现自己尿尿味道特别大，半年多了，心里的压力比较大，怀疑自己是尿毒症或前列腺炎。

正常新鲜的尿液的气味源自尿中酯类及挥发性酸，具有微弱芳香气味。

如果尿标本放置时间太久了或冷藏的时间太久，会因为尿素分解而出现氨臭味。

此外，肝肾系统疾病也可以造成尿液气味发生变化。

对于这种情况，最好做尿常规＋尿沉渣分析，结果正常，不予理会。结果异常，根据结果找不同的专业医生面诊。

多喝水是防止尿液气味重的不二法宝。

另外，尿的气味还受食物和药物的影响，如果进食了韭菜、蒜、葱、咖喱，饮酒过多，或者服用了某些药物等都可出现特殊气味；如进食过多的芦笋可出现硫黄燃烧后的气味。

一些疾病也会造成尿液呈现不同的气味，如尿路感染是导致尿液气味重的原因之一。

氨臭味：慢性膀胱炎和慢性尿潴留。

烂苹果味：糖尿病酮症酸中毒。

腐臭味：尿路感染或晚期膀胱癌。

鼠臭味：苯丙酮尿症。

大蒜臭味：有机磷农药中毒。

如果不放心的话，最好去医院做尿常规＋尿沉渣分析，前列腺液常规，并检查肾功能。

# 最后一滴靠"挤"？

有些人可能会出现的一种情况，就是排完尿几分钟后，还会有一滴尿被"挤"出来，比如排尿 2 ~ 3 分钟后，从座位站起身就能"挤"出一滴尿来，有的人甚至过几分钟后还能再"挤"出一滴，很是烦人。不过，排尿时并没有排不尽的感觉，也没有尿急、尿频、尿痛。

有人怀疑这跟自己久坐有关，比如一些上班族；还有人认为跟特殊情况有关，比如有的男性跟女朋友爱抚刺激后没有做爱，导致前列腺长时间充血。

真的如此吗？

实际上，排完尿几分钟后还有一滴尿被"挤"出来，是一种正常情况。

来了解一下男性的尿道。

尿道是从膀胱通向体外的管道。男性尿道细长，长约18厘米，起自膀胱的尿道内口，止于尿道外口，行程中通过前列腺部、膜部和阴茎海绵体部，男性尿道兼有排尿和排精功能。

多数男性偶尔都会以为排尿干净了，拉上裤子，后来却又濡湿了裤裆。为什么呢？

男性尿道较长，有3个狭窄和2个生理弯曲，排尿结束以后，还有部分尿液残留在尿道里，所以才会出现刚才提到的情况。

另外，尿完之后憋一会儿，还能出来一点，也是正常情况。尿液在源源不断地产生，通过输尿管到膀胱，双侧输尿管开口喷尿的节律为3～10次/分，假如人一直站在马桶边做排尿动作，就会一直有点滴的尿液的。

如何解决呢？1.多喝水，不要憋尿，也不要频繁上厕所，等到"尿意盎然"时才去。2.每次排尿结束，手抓住阴茎多抖动几下，将尿道里的残余尿液抖出来。

需要提醒一点，对于长期久坐的程序员一族，久坐可能导致前列腺、精囊腺充血，出现类似于前列腺炎的症状。建议所有人都应该减少久坐时间，特别是避免久坐超过90分钟。工作的时候，不妨设个小闹钟，每过1小时（半小时也行），就挪挪屁股，离开座位走动走动。接一小杯水喝，或者去卫生间解决一泡"带薪尿"。不过，我不建议90分钟就去解决一次，习惯成自然，这样有诱发尿频的风险。

如果产生性兴奋后不射精，也会导致这种尿不尽的状况吗？

性兴奋时，前列腺、精囊腺等器官处于充血状态，通常，经常而持久的前列腺、精囊腺等器官充血，有诱发前列腺炎、精囊炎的风险。还有一种情况，也会导致"挤"出一滴尿的情况，就是大便时蹲得太久了。这是什么原因呢？

一般来说，成年男性大便时，也会一起将小便解决了，蹲得久的话，原来已经排空的膀胱又会重新储存尿液，排尿次数自然也会增加。这是习惯反应，不用理会。

此外，有的人在排尿时，总是比别人等的时间多一倍。对于这种情况，可以计算每日排尿次数：如果别人1小时上一趟厕所，而你是2小时上一趟厕所，其原因很可能是你的膀胱容量比他人大，这注定了你的排尿时间要比别人长。

其实膀胱容量存在个体差异，通常，成人的膀胱容量为350～500毫升。所以，想要深入了解，最好去医院做一次尿动力学检查。


## 排尿困难也是心理疾病


有个28岁的男生从初中开始手淫，由于没有正确的引导，每次都有些负罪感，加上经常意淫，导致阴茎充血没有及时释放，可能还有一两次忍精不射，后来开始出现排尿困难、急促的情况，他不敢在公厕小便，心理压力非常大，也不敢和家人说，在学校不敢上公厕，所以经常憋尿，使得情况更加严重。

上大学后，他去当地三甲医院看过，医生开了哈乐和中成药，刚吃哈乐1周有点效果，排尿有所缓解，后面效果也不明显了。换了一家医院看，只拍了彩超，发现前列腺稍微有点增生。医生说他的主要问题在于心理上。后来他上网一查，了解到有一种病叫膀胱害羞综合征，也叫"膀胱害羞症"或羞尿症，主要是心理层面导致的在公共场合的排尿困难，他感觉相关描述非常符合自己的情况。

排尿困难和尿等待是由膀胱害羞综合征导致，它是一种心理疾病，在青少年人群的发病率为 6% ~ 8%，人数还不算少。

哈乐是 α1 受体阻断剂，可以松弛尿道平滑肌，但对治疗膀胱害羞综合征收效甚微。

膀胱害羞综合征的治疗方法是看心理医生，使用抗焦虑药物。推荐去甲羟基安定（奥沙西泮），15 毫克，每天 3 次。实施心理脱敏治疗。简而言之，就是将自己的症状告诉熟悉的至爱亲朋，然后慢慢再告诉你认识的任何人。其实，越是不愿意在公共厕所排尿，越是要去公共厕所排尿，这是一个稍显漫长的过程，但贵在坚持，这种社交恐惧会逐渐缓解。

除了年轻人会出现排尿困难，一些老年人也会出现。

有网友跟我说：他父亲今年 60 多岁，每晚如厕次数为 4 ~ 5 次，每次尿前都需要半分钟左右才能尿出来，感觉有尿，但怎么使劲也尿不尽。这种症状已经持续 3 年。去医院检查，超声提示有右肾囊肿，右肾泥沙样结石，前列腺稍大伴钙化，膀胱尿潴留。

对于这种情况，怎么才能解决排尿困难的问题？需不需要手术治疗？会不会影响性能力？

这个病例的病情并不复杂，诊断也比较清楚：1. 单纯性右肾囊肿；2. 右肾结石；3. 前列腺增生伴钙化。

先说说肾囊肿。

单纯性肾囊肿是常见的肾脏囊性疾病，分孤立性及多发性，常见于 45 岁以上成人，儿童罕见。

多数单纯性肾囊肿的临床表现就是没有表现，多在体检时意外发现，但囊肿太大了压迫输尿管，可以造成肾积水及肾功能损害；压迫邻近的血管会造成局部缺血、肾素分泌增加伴高血压；囊肿内突然出血会引起腰痛。

B 超是肾囊肿的首选检查方法，准确率高达 98% 以上，超声科医生看到肾内有无回声的空腔，囊壁光滑且边界清楚，就可确诊肾囊肿。

部分比较复杂的肾囊肿，需要通过 CT 来确定，譬如肾囊肿伴出血或感染、血管较少的肾肿瘤等，至于 MRI（磁共振成像），一般作为肾功能不全者备选检查项目。

单纯的肾囊肿发展非常缓慢，一般对肾功能影响不大，如果囊肿小于 5 厘米，不用理会，每年复查一次 B 超，观察就行。

特别说明一下，没有任何药物可以治疗肾囊肿，不管是西药还是中药。

## 前列腺生病很常见

提到泌尿生殖系统疾病，男性最常见的大概是前列腺炎和前列腺增生了。

男性大约从 35 岁开始，前列腺出现不同程度的增生，因为前列腺包绕后尿道，并成为尿道前列腺部，增生的前列腺压迫后尿道，随着前列腺增生的进展，出现排尿不畅的症状。

男性到了60岁，前列腺增生症的发病率超过50%，到了80岁，前列腺增生症的发病率超过80%！

前列腺增生临床症状的最经典描述：进行性排尿困难，包括尿频、尿急、尿不尽、排尿费力等。

温馨提示：成年男性的前列腺体积，与阴茎尺寸一样，存在个体差异，一些青年男性的彩超检查提示前列腺增生，未必是真正的"增生"，只是前列腺体积高于成年男性的前列腺体积平均值罢了。

前列腺增生发病的具体机制目前不是很明确，一般必须具备两个条件：年龄增加和有功能的睾丸。

就单个特定的器官而言，细胞的数目及器官的体积取决于细胞增生与细胞死亡之间的平衡，器官体积的增大不仅是由于细胞增生的增加，也可能是细胞死亡的减少。

前列腺增生主要的治疗手段：药物治疗和手术治疗。

药物治疗，保列治（非那雄胺）5毫克，每天1粒，以及哈乐（盐酸坦索罗辛）0.2毫克，每晚睡前服用1粒。药物联合治疗在降低前列腺增生临床进展风险方面优于任何一种单独药物治疗，可以减少病人急性尿潴留及需要手术切除前列腺的可能。

前列腺增生的手术指征：1.反复尿潴留，至少在一次拔出尿管后不能排尿或两次尿潴留；2.残余尿大于50毫升；3.反复血尿及尿路感染；4.继发膀胱结石及上尿路积水。

符合其中任何一条都应该建议手术治疗。

上一节中我提到的病例，一个60多岁的老父亲，他的主要症状是排尿困难、夜尿次数增多，但膀胱残余尿测量41毫升，而且他也没有经过规范化的治疗，对于这种情况，我个人意见是，暂时没有必要做手术。

可以先服用药物，保列治和哈乐双联用药。保列治需要终身服用，症状明显缓解之后，停用哈乐；如果症状复现，重新服用哈乐。

64岁的老人也是需要性生活的，不过服用保列治，老人可能会出现勃起功能障碍，发生率是6%～8%。

也许他最终依然需要做手术，但还是坚持一段时间药物治疗，尽量控制住症状，将手术时间尽量延后。

手术怎么做呢？

采用经尿道前列腺电切术（TURP），TURP对病人手术打击小、术后病人恢复快且具有"微创"特点，是前列腺增生症的首选术式。

将电切镜置入膀胱，然后顺序切除前列腺的各叶，有点像刨萝卜丝，一丝一丝地刨下，萝卜就逐渐变小了。不同之处在于，切除前列腺是从萝卜中心开始反向刨，有经验的泌尿外科医生几乎能够切除前列腺的所有腺体组织直到前列腺包膜，被压迫变狭窄的前列腺尿道部术后变宽敞了，排尿不再困难了，效果立竿见影。

不过，手术后的不良反应同样不容忽视，譬如勃起功能障碍、逆行射精、反复血尿、尿失禁。尤其是勃起功能障碍和逆行射精，在TURP术后的病人中比较常见。

至于前列腺钙化，没什么大问题，不用理会。

对于市场的一些所谓的磁疗灸，其实根本没用，都是忽悠罢了！

## 老人会出现反复尿血

有个近 90 岁的老人，之前一次小便尿血，在村卫生室打了点滴之后，吃了药好了。过了几个月，又出现了尿血的情况，去医院做了检查，医生说是前列腺炎，给开了药。回来吃了一个阶段，又恢复正常了，1 个月后又复发过一次，吃了药就好了。

后来，家人又发现他尿血，而且带有深红色的血块，但是他本人没有任何的异常感觉，不痛不痒。

先来简单梳理一下血尿的常见原因：

一、服用某些药物或食物时尿液可呈红色，药物如利福平、氨基比林，食物如胡萝卜等。

二、肉眼血尿几乎都存在泌尿系病变。

三、初始血尿提示尿道、前列腺或膀胱颈出血；终末血尿提示病变位于膀胱三角区、膀胱颈或后尿道；全程血尿提示出血来自膀胱或膀胱以上尿路（譬如肾脏）。

四、血尿伴肾绞痛考虑上尿路梗阻，多为结石；伴上腹部包块多为肾肿瘤、肾积水、肾囊肿或肾下垂；无痛性血尿，高度警惕泌尿系恶性肿瘤。

五、全身疾病，如糖尿病、血液系统疾病也可以发生血尿。

六、原因不明的血尿被称为特发性血尿，约占血尿病人的20%，可能的原因包括肾血管畸形、微结石或结晶、肾乳头坏死。

简单地说，导致血尿有三大原因：尿路感染、泌尿系结石、泌尿系肿瘤（肾癌、膀胱癌、前列腺癌等）。

对老年男性来说，还有一种情况不能忽视，前列腺增生症合并炎症（如前列腺炎、尿路感染）导致的血尿。

近90岁的人反复发生血尿多次，中间服药间或好转，需要做以下检查：1. 尿常规和尿沉渣分析；2. 泌尿系彩超；3. 血清PSA检测。

前两项检查基本上可以明确血尿原因，有没有感染、结石或肿瘤？血清PSA检测是为了排除前列腺癌的可能性。

对于这位老人，我考虑导致血尿的原因有可能是前列腺增生症＋尿路感染。

我的治疗建议：

一、多喝水，每天喝水2500毫升左右，尿量增加，可以避免形成血凝块，减轻血尿症状。

二、合并尿路感染，需要口服抗生素，譬如左氧氟沙星。

三、合并排尿困难、尿频、夜尿次数增多，需要加服以下药品：保列治，5毫克，每天1次，持续服用；哈乐，0.2毫克，每天晚上1次，服用10天。

四、血尿症状不是太严重，暂时不需要肌注或者静脉滴注专用的止血药。

五、必要时，需要做MRI检查和膀胱镜检查。

六、饮食方面，戒烟酒，不要吃辛辣食物。

## 尿道口炎常伴有前列腺炎

有的男性可能会出现尿道口经常分泌液体的状况，液体将尿道口粘住，不过没有尿频、尿痛、尿急等症状。

男性尿道口经常分泌液体，主要见于以下几种情况。

有性冲动时，阴茎充血增大，尿道外口出现的少许透明状分泌物是前列腺液、精囊腺液、尿道旁腺液的混合液。这种情况不需要处理。

尿道炎，尤其是淋病、非淋菌性尿道炎。但是，几乎所有的尿道炎会表现出相应的症状，譬如尿频尿急尿痛，甚至发热。而淋病、非淋菌性尿道炎，往往有冶游史。

单纯的尿道口炎一般不会导致分泌物将尿道口粘住。

也可能是患上了前列腺炎。

对于这种情况，我的建议是去医院找泌尿外科医生面诊，如果是因为性冲动出现的分泌物，不用理会，增加手淫频率可以明显缓解症状。

检查分泌物涂片，并培养分泌物，明确是否由淋病或非淋菌性尿道炎引起。

做前列腺液常规检查，必要时还得做前列腺液细菌培养，明确是否合并前列腺炎。

倘若确实存在尿路感染，口服米诺环素，100 毫克，每天 2 次，连续服用 10 天。

# 尿道口分泌物用药即可

有位 38 岁的男性，1 年多以前患前列腺炎，服药好转复发过一次，吃药治疗之后无症状。后来尿道口有分泌物，不痛不痒，阴茎偶尔会胀，但是不痛。刚分泌在尿道口时是透明的，沾在内裤上后淡黄或者浅绿色。去医院检查，显示无致病性细菌生长，医生说不用管，让他多喝水。他不放心，就换了家医院，查尿常规：白细胞数 166，镜检白细胞 30，中性粒细胞脂酶 1+，其他正常，医生开了磷霉素氨丁三醇散 + 冲剂 4 天，隔 3 天后查尿正常，医生开药 3 天，就说不用来了。

但过了段时间，他的症状跟以前一样，服药后尿道口仍然有分泌物。他只要稍微受刺激，比如语言、图片、动作、视频，马上能感觉到尿道口有分泌物，以前至少要持续刺激十来分钟，后来变成不到半分钟。坐久了也有，像水龙头自动滴水那样的感觉，也不受控制。

对于这种情况，既往有前列腺炎病史，近 2 个月尿道口有分泌物，考虑是前列腺炎没有彻底痊愈。他的尿道口分泌物有一个特点：起初是透明的，沾在内裤上，干燥成淡黄色或者浅绿色。淡黄色是正常的，浅绿色就不太正常了。

分泌物细菌培养 + 药敏无异常，考虑是慢性前列腺炎的 Ⅲ B 型：慢性非细菌性前列腺炎中的非炎症型慢性盆腔疼痛综合征。治疗起来相对比较简单：可以口服米诺环素 100 毫克，每天 2 次，连续 15 天；力所能及的情况下，增加性生活次数，包括手淫。假如阴茎夜间勃起，不用理会，这是反映性功能的一个指标。分散注意力，随时提醒自己没病。

第十四章

成长：
一件不必大惊小怪的事

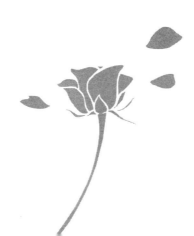

## 幼儿生理性反应不可过激

很多家长对孩子刺激下体很在意，不知道如何应对。有人曾问我，他家儿子刚 3 岁半，会趴在床上扭小屁股，压小弟弟，说"舒服"。对于孩子的这种行为，家长该如何沟通来纠正呢？是否对孩子的身体有害？

实际上，对于这种情况，有一个羞羞的病名"婴幼儿手淫"，或者更温婉的名字"小儿夹腿综合征（Children's Leg Syndrome）"。

其实，男性手淫从他在妈妈肚子里就开始了，在成长过程中，他们会有意无意地手淫。

还有一种原因不能忽略，几乎所有的小儿都合并生理性包皮过长，包皮分布有很多皮脂腺，尤其是包皮内板（内面），会分泌皮脂，包茎或包皮过长时包皮不能上翻，这些皮脂积聚在包皮内板与龟头之间的空隙中，形成包皮垢，包皮垢刺激造成瘙痒，然后通过各种方法摩擦阴茎，发现不但止痒，还能获得舒服的感觉。

怎么来纠正这种行为呢？去医院找泌尿外科医生看看，必要时上翻包皮，清除包皮垢，同时也找皮肤科医生看看，有没有湿疹等相关皮肤病。

也有医生将这个现象称作婴幼儿自我满足（infantile gratification phenomena），认为它不是病。父母可以这么做：

一、做好视频记录以利于诊断，也可以借此提醒：孩子并没有处于危险状态。

二、千万不要因此打骂孩子，否则只会适得其反，导致孩子更加关注并强化这种行为。而且还可能会让孩子长大了以后觉得自己做错了而羞耻，这是没必要的。

三、分散孩子注意力，多陪伴孩子会有很大帮助。

四、利用一些机会适时地暗示孩子来停止这种行为，如在孩子过生日时对他说：你今天4岁了，是大孩子了，以后可不该再在别人面前抓"小鸡鸡"的痒痒了。

五、必要时，到医院行为精神科会诊。


## 初生婴儿护理要细心


有人说，给小孩洗澡时用很热的水会把蛋蛋和丁丁烫坏。真的吗？

这个问题好像很白痴，人体皮肤温度为 20～47℃，当温度在 35℃左右，皮肤会产生温觉；超过 45℃，皮肤会产生热甚至烫的感觉；温度达到 47℃，皮肤会有烫伤痛感；温度超过 50℃，皮肤会烫伤形成水疱。男孩对温度的耐受能力更低。如果是正常的父母，谁会傻到用高温热水去清洗孩子的生殖器呢？

其实，对于初生男孩的发育，家长们应该注意一些情况。

第一，确认睾丸是否下降到阴囊。

睾丸在胚胎发育过程中的大部分时间里位于腹腔，当胎儿逐渐发育，大约8个月时，睾丸逐渐下降。胎儿呱呱坠地时，睾丸也妥妥地降到了阴囊里。理论上两侧睾丸的下降速度应该保持一致，实际上并非如此，目前还没有弄清楚原因，右侧睾丸下降的时间要比左侧略晚，左侧睾丸往往最先降入阴囊，右侧睾丸姗姗来迟。没办法，输在了起跑线上，所以，大多数男性的睾丸是右高左低。

如果出生后睾丸没有下降到阴囊，考虑隐睾，需要尽快处理，包括及时做手术。

美国国家癌症协会倡导的睾丸自检，主要从青春期之后开始，但对于疑似隐睾的小儿，则由父母帮助检查，检查的最佳时机是洗澡以后，因为热水使阴囊皮肤充分松弛，方便触摸。每1～2个月1次。

第二，确认包皮是否过长，所有的新生儿都合并生理性的包皮过长，部分小儿是包茎。

小儿包茎，是由包茎、包皮与龟头粘连、包皮口狭窄等原因造成的，可能出现尿线变细，排尿时由于排尿压力，尿液在没有粘连的小部分空腔区域会出现"鼓泡"现象，然后逐渐消失。美国曾经做了一组研究，对此类小儿的尿流动力学检查结果进行分析，结论是：不会影响小儿的膀胱功能，不会造成任何不良影响。

部分包皮过长、包茎，透过包皮，可以看到貌似阴茎中段的白色包块，不少家长大惊失色，其实这是冠状沟沉积的包皮垢。对出现上述情况的小儿，建议做包皮环切术，医生会彻底分离粘连，清洗包皮垢，露出日后威风凛凛的"红头小元帅"。

包茎、包皮过长不会对阴茎的发育和小儿全身的发育造成任何影响。

小儿包皮环切术的最佳年龄是 5～7 岁，其实 11 岁之前做手术都行，因为 5 岁以后的小儿基本懂事，能够接受局麻下的包皮环切术，免除了全麻时的大动干戈。最大的优点：待过了青春期的蓬勃发育时期，几乎看不出手术痕迹和包皮内外板的色素差异，显得天生丽质。

美国曾经有一项研究，5 岁以下小儿接受全麻下的手术，可能对小儿智力产生微弱影响。

## 不要过于干涉儿童的发育

有个家长曾问我，他家的孩子刚 7 岁，阴茎疲软时大约 3 厘米，包茎，包皮过长，但不胖。对于这种情况，怎么处理？需不需要用激素治疗？

关于儿童阴茎短小，目前没有一个公认的诊断标准，7 岁的孩子疲软时阴茎长度 3 厘米，应该是正常情况。

有一组研究资料显示：95% 的男孩生殖器在 9.5～12.5 岁开始发育，在 13～17 岁达到成熟。

男孩阴毛在 15 岁左右可达到成年女性的阴毛分布水平。自生殖器开始发育起，平均 3 年就可达成人水平，最短 1.8 年就可达成年水平，有的要花 4.7 年。

而在阴毛出现之前，生殖器就开始发育了。也就是说，7 岁男孩的睾丸没有发育成熟，产生的雄激素（睾酮）水平也比较低，到了青春期，雄激素分泌旺盛，睾丸、阴茎才会蓬勃生长，而且长势喜人。

包茎、包皮过长都不会影响到睾丸、阴茎的生长发育。如果实在不放心，可以去做相关检查。6 个月到 9 岁的正常小儿，血清睾酮、黄体生成素和尿促卵泡素水平较低，病因学诊断较困难，主要依据 HCG（人绒毛膜促性腺激素）刺激试验来与 GnRH（促性腺激素释放激素）分泌过多的性腺功能减退相鉴别。

正确的试验方法：隔日肌注 HCG，每次 1000 ~ 1500IU（国际单位），共 7 次，最后一次注射后 48 小时测量睾酮值。若大于 7 纳摩尔 / 升，可认为睾丸功能正常，引起小阴茎畸形的原因是促性腺激素分泌不足的性腺功能减退。若为阴性，说明 Leidig 细胞（睾丸分泌雄激素的细胞）功能不足，不能排除阴茎发育不全。诊断的标准非常严苛，不到最后一步不考虑雄激素不敏感和原发性小阴茎畸形。

如果试验证实了原发性小阴茎畸形的诊断，可以对症治疗。治疗方式主要是内分泌治疗：首先是 HCG 治疗，首次诊断时即可开始治疗，必要时行第二个疗程，3 个月治疗周期；其次是睾酮替代治疗。但进行内分泌治疗的患儿，成年后阴茎长度依然会低于正常值。

假如内分泌治疗无效，可以采用手术矫形。

对于 7 岁的孩子，暂时不需要处理，观察到 9 ~ 10 岁。

此外，父母平时不要太在意孩子阴茎的大小，听之任之，让他野蛮生长。如果超过 10 岁，睾丸、阴茎依然变化不大，看医生就是必需的了！

包皮环切术后有哪些注意事项呢?

最好休息 1～2 天, 少活动, 避免出血, 酌情使用抗生素及止痛药, 在中国, 包皮被列为Ⅰ类手术 (无菌手术), 按照原卫计委出台的最严格的抗生素的合理使用原则, 医生在术后开具抗生素的处方是违规的, 实在是矫枉过正, 许多医生无奈之下只有在包皮过长的诊断上加上一个虚假的合并包皮炎。

饮食上, 不吃热辣食物、不饮酒。

不要小看小小的包皮手术, 小手术蕴含大智慧。对于阴茎看起来很小或者阴茎埋藏进脂肪内的患儿, 最好到三甲医院找临床经验丰富的医生看病。

## 睾丸发育不能看大小

在 10 岁之前, 90% 以上的男孩生殖系统处于缓慢发育状态, 甚至数年也看不出明显的变化。许多家长看到孩子的睾丸特别小, 非常着急, 以为没有发育。

睾丸是男性非常重要的内分泌器官, 主要有两个功能: 产生精子; 分泌大量雄激素和少量雌激素, 这些激素是由睾丸中曲细精管上的间质细胞分泌的。

青春期前, 男孩的睾丸容积很小, 小于 3 毫升, 算一种幼稚状态, 肉眼甚至看不到睾丸曲细精管的官腔, 大约 10 岁开始, 睾丸开始发育, 12 岁之后进入迅猛发育时期，曲细精管的长度和曲折度增加，管壁的精原细胞则不断分裂繁殖，逐步发育成各期生精细胞，睾丸容积增加到 12 毫升以上。与此相对应的是，间质细胞分泌的雄激素增加，阴茎、附睾、前列腺、精囊腺、尿道旁腺也进入蓬勃发展时期。此时各种生理现象也开始出现了，譬如遗精等。

对于 10 岁以下的男孩，仅仅从睾丸容积来判别孩子的生殖器发育迟缓是错误的。说不定到了青春期，表现出后来居上的趋势。不过，对于睾丸特别小的男孩，还是建议父母带着去当地公立三甲医院找泌尿外科医生看看。

## 隐形阴茎手术的最佳年龄

正常阴茎皮下有一层疏松而无脂肪的筋膜，叫作肉膜，它将两层包皮隔开，肉膜有很强的弹性，所以阴茎体能够在皮下自由地滑动。

隐匿性阴茎则是一种异常情况，表现为肉膜短缩、增厚，形成无弹性的纤维索带，限制了阴茎伸出。这在临床上并不少见，但发病机制尚不明确。

隐匿性阴茎需要有经验的泌尿外科医生或者小儿外科医生进行诊断，因为需要与肥胖小儿的阴茎相鉴别。

必须强调一下，即使是隐匿性阴茎，也不会影响到阴茎的正常发育。

对于隐匿性阴茎，许多二级医院的医生也未能充分认识到此病的解剖学变异，当成一般的包茎来施行包皮环切术的人不胜枚举，术后患儿不仅不能恢复阴茎的正常解剖位置，而且容易发生包皮口狭窄及皮肤短缩，给以后的治疗增加更大的困难。

隐匿性阴茎的手术并不复杂，一般采取 GB—Devine 术式。手术要点：

一、扩大狭窄的包皮口，延长过短的阴茎皮肤。

二、切除限制阴茎伸长的纤维索带和增厚的肉膜，牵出隐匿的阴茎海绵体。

三、将阴茎根部皮下固定于白膜，防止阴茎回缩。

关于隐匿性阴茎的手术时间，存在一些争议，多数泌尿外科医生认为，手术应该在青春期发育前进行，即 12 岁以前。

我的个人意见是，8 ~ 10 岁做最合适，因为不少小男孩在 10 ~ 11 岁就开始步入青春期了。

手术的风险主要有：1. 术后感染、伤口裂开；2. 术中没有充分切除纤维索带和增厚的肉膜，手术效果欠佳，有时甚至需要二次手术；3. 部分手术同时需要做包皮环切，术后阴茎外观不好看。

## 小儿包皮炎不要过度翻洗

有家长曾跟我说，他家小儿 6 岁，有包茎现象，尿道口能漏出来，冠状沟翻不出来，去医院看过后，有的医生建议做环切手术，有的医生说能保守治疗，通过气囊扩张的方法翻出来。但他听说采用保守治疗的孩子都哭得撕心裂肺，而且还要根据情况去复诊继续翻，心里就犹豫了。

说说气囊扩张术强行上翻包皮。最近几年，包皮上翻及清洗越来越受到泌尿外科和小儿外科医生的诟病，日复一日地外翻包皮及清洗是一件艰难的任务，气囊扩张、手法翻转及清洗方法不当反而会造成小儿疼痛和抗拒心理，所以，越来越多的医生反对家长对小儿包皮强行上翻清洗，除非是反复合并尿路感染及龟头炎，行包皮环切术是最有效的治疗手段。

美国儿科学会和加拿大儿科学会形成了统一共识：不提倡强制上翻小儿包皮进行清洗，因为会引起疼痛、撕裂、出血，甚至导致瘢痕粘连、瘢痕包茎。

这个观念需要在家长中进一步普及。

包茎、包皮过长、粘连严重、包皮勉强能够外翻露出尿道口，是包皮环切术的手术指征，手术可以达到彻底清除包皮垢及外露龟头的目的，完全没必要使用气囊扩张术。

还有个类似的例子。一个6岁孩子，突然感觉阴茎痒，他抓了抓后说疼了。家长带去看医生，医生说是包茎，翻不出来，里面容易有垢引起感染，帮孩子翻了翻后，说可以露出绿豆大小。

对于这种情况，有很大的可能是包皮炎，处理方法：温盐水清洗，或者碘附1毫升兑温盐水10毫升清洗。不用刻意外翻清洗。如果合并尿痛，估计有尿道炎，去医院做一个尿常规检查，口服2天阿莫西林，很快好转，疼痛症状会很快消退。

或者继续观察，等看了医生以后再决定是否手术。也可以让孩子的阴茎自然生长，每日用温水清洗即可，我反对外翻，反对使用各种市面上的会阴部清洗剂，也没有必要使用所谓的康复新液。

实际上，不管是包皮过长还是包茎，家长不能对包皮过长的小儿日复一日地进行外翻清洗，因为孩子会痛，会留下痛苦记忆，严重者甚至造成包皮瘢痕性挛缩。幼儿园和小学的保健医生的观点几乎都是错误的，反复嘱咐家长外翻清洗。

最好的方法是听之任之，随着小儿年龄的增加和身体的发育，包皮与龟头的粘连会自行分开。或者，干脆一切了之。

温馨提示：小儿包皮手术之后的恢复天数与包皮、龟头粘连程度有关，粘连越多，恢复时间越长，但家长需要做的护理工作实在不多。

## 青春期疏导式更佳

进入青春期的男孩开始出现遗精。此时，家长的处理方式可能会对孩子的心理产生影响。那如何正确引导孩子才能让孩子对性有一种坦然、健康的态度呢？

很多家长其实可能也不知道如何处理，比如有的家长可能只告诉孩子不要把手放在生殖器上，以为这样就够了。

在我看来，男孩出现性冲动是与生俱来的本能，每个男孩开始的年龄不尽相同，大约青春期发育开始对性跃跃欲试，一般 12 ~ 14 岁，也有更早的，遗精大约也从这个年龄段开始。

那么，如果到了24岁还遗精，属于正常情况吗？

实际上，80%以上的未婚男性都发生过遗精，一般是每个月2～3次。诱发遗精的原因有不少，大致有以下几种。

心理因素：由于对性知识的缺乏，对性问题思想过度集中，对性刺激易于接受，使大脑皮层持续存在性兴奋，从而诱发遗精。

过度疲劳：过度体力或脑力劳动，使身体疲惫，睡眠深沉，大脑皮质下中枢活动加强而致遗精。

性刺激环境影响：黄色书刊或电影中的性刺激镜头刺激大脑，诱发遗精。

物理因素：仰卧入睡，被褥温暖沉重，刺激、压迫外生殖器，或穿紧身衣裤，束缚挤压勃起的阴茎，而诱发遗精。

所谓日有所思夜有所梦，即便24岁遗精，也没啥值得大惊小怪的！

对男性一生来说，性冲动分为以下几个时期：失控期（18岁以前）、炽烈期（18～28岁）、迷人期（29～38岁）、守成期（39～55岁）、怀想期（56岁以后）。

另外，过早性生活可能危害身心，尤其是女孩，可能引发妇科疾病、意外怀孕、性冷淡，对学习更会造成消极影响。

那么，如果是大学生，在没有性伴侣的情况怎么办？最好的释放性欲的方式是手淫！

很多家长告诫孩子不要把手放在生殖器上，实际上，这样的警醒没有任何意义。孩子要手淫，随他去吧，意外遇见也要假装看不见。